实用森田疗法系列丛书

冥想 沙盘 森田疗法整合与实践

[日] 大住诚　李江波　徐骁霏　编著

北京大学医学出版社

MINGXIANG SHAPAN SENTIAN LIAOFA ZHENGHE YU SHIJIAN

图书在版编目（CIP）数据

冥想 沙盘 森田疗法整合与实践 / （日）大住诚，
李江波，徐骁霏编著. —北京：北京大学医学出版社，
2022.5
　　ISBN 978-7-5659-2545-0

Ⅰ. ①冥… Ⅱ. ①大… ②李… ③徐… Ⅲ. ①精神疗
法 Ⅳ. ① R749.055

中国版本图书馆 CIP 数据核字（2021）第 248523 号

冥想 沙盘 森田疗法整合与实践

编　　著：[日] 大住诚　李江波　徐骁霏
出版发行：北京大学医学出版社
地　　址：（100191）北京市海淀区学院路 38 号　北京大学医学部院内
电　　话：发行部 010-82802230；图书邮购 010-82802495
网　　址：http：//www.pumpress.com.cn
E-mail：booksale@bjmu.edu.cn
印　　刷：中煤（北京）印务有限公司
经　　销：新华书店
策划编辑：药　蓉
责任编辑：药　蓉　　责任校对：靳新强　　责任印制：李　啸
开　　本：710 mm×1000 mm　1/16　印张：11.75　字数：205 千字
版　　次：2022 年 5 月第 1 版　2022 年 5 月第 1 次印刷
书　　号：ISBN 978-7-5659-2545-0
定　　价：55.00 元

丛书编委会

丛书主编　李江波

丛书编委　（按姓名汉语拼音排序）

　　　　　　大住诚　李江波　马秀清　曲韦杰　徐骁霏

　　　　　　张建军　张　玲　张勤峰　钟庆芳

作者简介

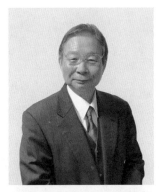

大住诚：日本大住心理咨询所临床心理士，日本圣玛丽安医科大学医学博士，日本同朋大学人类福祉研究科、文学研究科、社会福祉学部特聘教授，圣玛丽安医科大学医学部客座教授。著有《现代沙盘疗法》《荣格派心理咨询入门》《新冥想沙盘疗法》《精神发育迟缓母子适用的沙盘疗法》等有关沙盘疗法、森田疗法、荣格心理疗法的书籍。

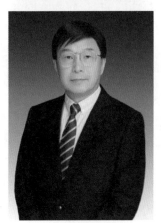

李江波：日本鹿儿岛大学医学博士，华东师范大学附属芜湖医院临床心理科主任医师，日本东京慈惠会医科大学访问研究员，日本保健医疗大学客座教授，中国心理卫生协会森田疗法应用专业委员会主任委员，中国心理卫生协会常务理事。著有《森田心理疗法解析》。

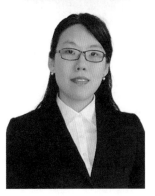

徐晓霏：2017年起师从大住诚教授，学习心理疗法的理论与实践。2018年毕业于日本东京福祉大学心理学部，同年取得日本心理学会认定心理治疗师资格。2019年初回国，现为山东静心心理咨询工作室心理咨询师。能熟练应用日本大住诚教授的冥想、沙盘与森田疗法整合疗法。

丛 书 序

2019 年 9 月我在北京大学医学出版社出版了第一部专著《森田心理疗法解析》。这是我花了十余年的心血创作出来的关于森田疗法系统的专业书。完成以后我如释重负，倍感欣慰。森田疗法自创立以来已有百年历史。它所治愈的疑难心理疾病患者不计其数。但是，作为一种非常有效的心理治疗方法，它到目前为止在精神医学界、心理学界还不能说广为人知，在民间仍没有被广泛应用。森田疗法学派的心理治疗、心理咨询、精神科工作者只占心理学领域中的少数。宣传和推广森田疗法，使广大医务工作者、心理学工作者广泛应用森田疗法治疗心理疾病，造福广大心理疾病患者是我们的使命。《森田心理疗法解析》的撰写，打开了我希望广泛宣传和普及森田疗法的欲望之门。《森田心理疗法解析》系统、全面地介绍了森田疗法的理论基础、体系、治疗方法及技巧。接下来我想撰写森田疗法在具体疾病中具体应用的细节。我首先想到撰写《抑郁症实用森田疗法》。近年来抑郁症患者逐渐增多，综合医院心理科就诊患者几乎一半左右是抑郁症。抑郁症单靠药物治疗，往往不能达到比较满意的效果，给部分患者和家属带来极大痛苦。森田疗法联合应用在抑郁症治疗中可以大大地提高其治疗效果，减少药物的应用，受到多数抑郁症患者的欢迎，其应用方法值得及时总结。在此期间我经常被邀请进行神经症疑难案例督导活动，深刻体会到森田疗法的实际操作问题是困扰心理咨询师、心理治疗师、基层精神科医师的重要问题，因此我又计划撰写一本《森田疗法实践案例详解》。2018 年日本同朋大学的大住诚教授曾经邀请我编写一本有关冥想、沙盘与森田疗法整合与实践的书。2019 年 2 月我到日本大阪参加日本冈本财团成立 30 周年纪念活动之余，特地与大住诚教授会面。我们详细讨论了这本书的构想。我觉得这本书思路不错就欣然答应了合作出书的事。此后，我一直在空闲时间与大住诚教授和他的弟子徐骁霏女士讨论写作事宜。这样算来已经有 3 本书计划编写。此时，我突然萌生一个想法，与其一本一本地单独出版发行，还不如出一套"实用森田疗法系列丛书"。从实用的角度出发来编写这套丛书，对于学习和应用森田疗法会比较实际。于是，根据临床常用森田疗法治疗的疾病，我又计划编写《强迫症与恐惧症实用森田疗法》《躯体不适障碍实用森田疗法》。此计划得到北京大学医学出版社的大力支持。出版社给予我极大的勇气和力量，药蓉编审给予我一些具体的指导，使这个计划得以顺利实现。

精神分析和认知行为疗法是世界心理学领域中颇具影响力的两大学派。之所以这两个学派能够有如此大的影响力，并不仅仅因为其疗效广泛和快速，更是因为它们都总结出各自独特的心理学理论体系。其心理学理论基础完备，奠定了大家学派的坚实基础，便于人们学习、研究和推广。森田疗法已经问世 100 多年。它早于认知行为疗法，几乎与精神分析同一时代问鼎于世。在这 100 多年的时间里有无数的心理疾病患者受惠于森田疗法的治疗，神奇地摆脱了以往多种治疗方法都无法治愈的疾病的困扰。森田疗法对于神经症、抑郁症、心身疾病等疑难疾病治疗的有效性受到大多数心理学和精神医学工作者以及广大患者的认可，但由于其理论体系不够完备，心理学理论基础不够坚实，没有构建起比较完整的心理学理论体系，所以其学术地位远不如精神分析和认知行为疗法，没有得到广泛推崇和应用。但是我坚信，任何有效的心理治疗方法都应该有其心理学理论基础，只是需要不断总结和提炼。我从 1999 年到日本东京慈惠会医科大学进行深入研究、实践森田疗法以来，近 20 年中不断探索和挖掘森田疗法的心理学理论。在 2019 年出版的《森田心理疗法解析》一书中，我首次提出了对森田疗法心理学原理的思考，挖掘森田疗法心理学基础的精神方向性理论、精神能量理论、情感法则、注意与其他精神活动、行动方式等理论。本套丛书将进一步充实其理论基础，介绍精神主导理论、精神力学理论、精神条件反射理论。希望这些理论在一定程度上能奠定森田疗法心理学理论基础，使森田疗法的整体理论体系得到进一步健全和完善。在此基础上，本次"实用森田疗法系列丛书"的编写，进一步完善了森田疗法在各种心理疾病中的操作技巧，详细介绍了森田疗法技术在心理疾病治疗中的灵活应用。本套丛书的出版旨在为森田疗法的研究、学习、应用、推广和发展尽微薄之力。

李江波

前　言　一

我因家庭原因，在十几岁的少年时期一度患上过神经症。当时的主治医师采用的便是森田疗法，也正是这种疗法令我奇迹般地在相对较短的时间内控制住了症状的发展，回归了正常的生活。这便是我与森田疗法的第一次相遇，也是我与心理学的第一次相遇。

因诸多缘由，我虽一直对心理学抱有浓厚的兴趣，却未能在大学中学习到相关的知识。我毕业于文学专业，之后成为一名普通的高中教师。但就算如此，我也始终没有忘记自己的初心，在参加工作数年之后重新开始学习心理学，并接受了专业导师数百小时的心理督导。

在这个阶段，我学习的是当时在心理学界中占据主流地位的荣格派分析心理学，在象征理论与沙盘疗法的学习与实践上花费了数十年的时间。我的恩师织田尚生先生一边对我进行指导，一边对传统的沙盘疗法进行改革与创新，成功地将冥想与沙盘结合在了一起，并取得了比传统的沙盘治疗更好的效果。

也正是因为如此，我在最初开设属于自己的大住心理咨询室的时候采用的也是传统沙盘疗法以及传承自恩师的冥想沙盘疗法。但是在长达数年的实践过程中，我对于自己采用的治疗方法产生了疑问。严格来说，是对一切以移情与反移情关系为基础的心理疗法都产生了疑问。

在现代临床心理学界，无论心理治疗师学习的是哪一种流派，移情关系的建立几乎都是必不可少的。首先，移情关系的建立与来访者对治疗师产生的信赖感有直接的关系，信赖程度越高，治疗师给出的生活指导意见越容易被来访者认同与执行。其次，深入无意识层的诸多症状也可以通过在治疗空间中建立稳定的移情关系这种方式予以缓解，最终安定下来。

但是，这些建立在移情关系上的治疗方法同时也存在弊端。第一，这种关系的掌控是相当困难的，程度太浅则几乎无效，程度太深则会引起包括过度依赖、关系失控、无意识操纵在内的诸多问题。想要始终维持适当的"度"，就像在一根钢丝上行走一般，会令人身心俱疲。第二，治疗师与来访者之间的关系归根结底只是一种职业性关系，是一种只局限于咨询室中咨询与被咨询的关系，但这一点可能会让部分敏感的来访者察觉其中的不真实感，并对其进行过度解读，进而对双方关系产生不信任感，反而导致症状恶化。第三，治疗师在把握与来访者之间的移情关系时，无论本人是否能够意识到，其本质都是在对来访者进行某种程度的心灵操纵。可能对此治疗师会认为自己在将来访者向着"正确""健康"的方向引导，并针对"何为正确"进行了大量的学习研究，但人类的精神世界是一种过于复杂的领域，现代心理科学发展至今也不过百余年，任谁也无法保证自己掌握的"正确"便是真理。

我便是在寻找"正确"的过程中陷入了迷茫，进而开始怀疑自己一直以来的做法是否只是一种自以为是的傲慢。也就是在这个时期，我再一次接触到了森田疗法理论。此时距离我第一次接受森田疗法治疗已经过了近半个世纪，我也不再只是一名患者，而是以一名心理学专业研究者的身份接触森田疗法在操作实践背后的基础理论。

通过一本又一本的森田学派著作，我逐步感悟到了这一疗法中所包含的"自然"这种概念。它是如此简单又如此深奥，似是包罗万象又似浑然一体，与由中国传至日本的道教与佛教也有着异曲同工之妙。我感到，这应该就是我一直在寻找的属于自己的"答案"了。

只是令人万分遗憾的是，如此精妙的森田理论在实践中却面临着不小的困境。传统的住院式森田疗法因实施条件的严苛而逐渐减少，门诊森田疗法因时间限制其效果又不甚理想。同时，森田疗法一直以来更倾向于被归类于精神疗法而非心理疗法，导致此疗法的研究者多为精神科的从业人员与民间非专业人士。这类人群对心理学的相关知识了解有限，对于理论的理解与实施时应如何进行与时俱进的改良都有着一定的局限性。就结果而言，在很多时候，森田疗法并没能发挥出其应有的疗效。

在学习森田疗法的过程中，我拥有了自己的体悟。那是一种将中国的道教思想与森田理论融合之后产生的"大自然"的思想境界，以跳出俗世的超然心境来打破固有的思想矛盾与精神交互作用。在实施方法方面，我将自己已经熟练掌握的冥想沙盘疗法进行了进一步的改良，彻底贯彻不移情、不干涉、不操纵的原则，抛弃一切对意识层施加影响的做法，专注地深入无意识层对来访者进行潜移默化的影响，通过激活来访者自身的"生的欲望"的方式来达到治愈的效果。在来访者的症状得到缓解，可以一定程度上回归日常生活之后再转为门诊森田疗法对其进行生活指导，以此达到防止复发的目的。这其中无论是前期的冥想、沙盘疗法还是后期的门诊森田疗法，其理论核心都是"大自然"的思想境界，因此才能够顺畅地有效统合在一起。

这套由我自身探索得到的整合疗法自开创至今已经过了近十年的实践考验。我进行过严格的量表数据统计和长期对照实验，通过数据证实了这种疗法的有效性与优越性。我曾在日本出版了两本介绍本疗法的专业书籍。此次再次执笔撰写本书，我希望能够进一步将这种疗法推广至身为道教发源地的中国。

本书将从森田疗法与沙盘疗法的基础写起，详细介绍各疗法的优势与面临的问题，进而介绍冥想、沙盘与森田疗法的整合疗法的基础理论与治疗架构，对实践过程中会遇到的问题细节也会有详尽的说明与指导，同时包含六篇实践案例。因此，只要对心理学有一定知识基础，哪怕对森田疗法与沙盘疗法了解不多的初学者都可以通过对这本书的研读与反复练习而熟练掌握这种疗法。我希望本书的内容能够帮助心理学、精神学界相关的资深从业者解决其在实践过程中面临的困惑，希望自己此生的研究与探索能够给更多后来者以启发，使其成为心理、精神学科进步的基石。

大住诚

前 言 二

　　2019 年 2 月，我应邀到日本大阪参加冈本财团成立 30 周年纪念活动。在此期间经日本森田疗法理事长中村敬先生介绍，我有幸认识了日本同朋大学人类福祉研究科的大住诚教授，与他共进了晚餐。他赠予我两本由他撰写的著作，是关于冥想、沙盘和森田疗法整合应用的书籍，并详细地介绍了他的著作，表示非常希望我们能够合作出版一本中文的同类书籍。他希望他所开创的新疗法能够得到更广泛的推广，让更多的人受益。回国后我仔细研读了大住诚老师的书，感到内容非常有新意，这是一种操作性很强的、新的心理疗法。

　　森田疗法的理念非常适合神经症、抑郁症等患者的心理治疗，它的有效性是毋庸置疑的。但是仍有一部分患者会因自身强烈的精神交互作用和情绪本位等因素，不能很快地接受森田疗法的理念和行动方式，也因此不能顺利地配合作业疗法的实施，一直顽固地持续旧的理念和行为方式，这样自然就很难改变现状，也很难打破以往的被束缚状态。这对于治愈疾病是非常不利的。日本的大住诚老师通过将冥想、沙盘和森田疗法进行结合的方法，利用冥想、沙盘的环节削弱患者的精神交互和情绪本位，同时令症状得以适当缓解，后续的门诊森田疗法便能够顺利地开展。

　　这三种疗法的整合对森田疗法的开展和疗效的提高起到很重要的作用，因此我欣然同意了大住诚老师的建议，与大住诚老师及其弟子徐骁霏老师一同开始了合作著书的工作。徐骁霏老师在日本留学时的专业便是心理学，其间跟随大住诚老师深入学习了冥想、沙盘和森田疗法整合疗法，可以说是除大住诚老师以外对此疗法最熟悉和了解的人。她回国以后积极实践冥想、沙盘和森田疗法整合疗法。我们两个人的配合非常默契。经过一年的努力之后，我们顺利地完成了这本书部分章节的撰写和大住诚老师写作部分的翻译工作。我们希望这本书能够给我国从事心理咨询、心理治疗、心理教育领域相关工作的心理治疗师、心理咨询师、精神科医师、心理学教师等群体提供一种新的心理治疗技术和方法，能够更有效地解决那些过去用单一心理疗法难以起效的来访者的问题，给一些疑难的神经症、抑郁症等心理疾病提供一种全新的心理治疗武器，也希望本书能够为森田疗法的普及和发展打开一条新的道路。

李江波

前 言 三

　　我于日本留学期间，经所读大学的导师介绍，认识了同朋大学的特聘教授大住诚老师。大住诚老师是一位非常和蔼、热情的人。他热衷于传道授业，哪怕对于并不隶属于同朋大学的我，也亲切耐心、毫不藏私地传授了他的知识与经验，不计酬劳地对我一对一地教学指导了两年以上。我在感激之余，也不止一次被他的热情所折服。

　　第一次听到冥想、沙盘与森田疗法整合疗法的名字，是在与大住诚老师初次相见的时候。我首先被这种疗法的新奇所吸引：这是一种与我以往所知的冥想、沙盘、森田疗法都有所关联，却又相当不同的独特的疗法。继而让我觉得不可思议的是，这种疗法居然与中国的道家思想有着密切的联系，整个理论体系都充满了浓郁的东方色彩。大住诚老师熟读《老子》与《庄子》，在谈话中引经据典，比我这个土生土长的中国人更加深刻地理解了道家思想所传达的核心内容，让我不由得自惭形秽。

　　再进一步深入了解这种疗法之后，我发现它具有很多优势。例如，理论相对简单，学习起来难度不大，也不需要死记硬背。但这里所说的"简单"并不意味着这是一种单薄的、没有什么深度的疗法，而是道家思想里讲的"化繁为简""大道归一""以不变应万变"的一种"简"，或者说"一"。这是一种境界，需要在学习过程中慢慢去体悟。另一个比较突出的优势是实施这种疗法能够大大减轻治疗师的压力，这一点我在实践过程中深有体会。因为我本身是个责任感很强、很较真的人，在实施其他疗法的时候，我总会被责任感压得喘不过气来，事后会不断去想自己所说的每一句话究竟是否合适，是对是错，在很长一段时间里都无法调整好自己的状态。但实施这种整合疗法之后，我感到很放松，整个人都是一种放空的状态。我也学会"顺其自然"，学会"等待"，能够耐下心来静静地等待来访者按照他们自身的规律出现变化，逐渐治愈自身，就像静待花开一样。

　　我就这样在学习的过程中一步一步地被这种疗法所吸引，越是学习，越是觉得它充满了魅力。所以当大住诚老师想要出一本介绍这种疗法的中文书籍，问我能不能帮忙和修订的时候，我感到非常荣幸，受宠若惊。

　　本书所介绍的冥想、沙盘与森田疗法整合疗法是一种独特的与现今的任何一种疗法都不尽相同的全新疗法。它在传统的基础上进行了大幅度的改良，实施方式与所遵循的原则也与上述各种疗法现今的主流做法有很大差异。虽然在学习的过程中，森田疗法与沙盘疗法的相关知识必不可少，但若要遵循传统进行完整全面的介绍，难免会令初学者感到混乱。因此，本书将会以独特的视角对森田疗法与沙盘疗法的理论进行解析，相关的技法也将以与本疗法有所关联的部分为主。若在阅读过程中因其中的内容与主流不同产生了疑惑，请您带着疑惑继续看下去。相信在读完全书之后，所有的疑惑都会得到属于自己的答案。

徐晓霏

目　录

第一章 森田疗法的理论与实践

第一节 传统森田疗法概述

森田疗法是由日本东京慈惠会医科大学森田正马教授所创立的一种禅学派心理疗法，至今已有百年的历史，其主要适用于强迫障碍、各类恐惧症、惊恐发作、广泛性焦虑、疑病症等神经症的治疗。此外，对于抑郁症、心身疾病等森田疗法也有较好的效果。随着时代的发展，森田疗法治疗适应证已经从神经症扩大到了精神障碍、酒精药物依赖等。它还能够解决一般人群的生活实用问题，改善生活质量。

森田正马教授提出了一个概念——森田神经质素质（性格倾向）。这种素质具有两极分化的特色：一方面内向、内省、敏感、谨小慎微，另一方面却又追求完美、理想主义、固执己见。具有这种性格特征的人，其内心追求完美的部分难以容忍自身内向敏感的部分，因此极易产生内心冲突，在生活中积累大量压力，在严重时便会发展为以强迫障碍和抑郁症为主的各类精神疾患。森田疗法的主要治疗对象便是具有这种性格特征的患者。

森田神经质性格调查表（表1-1）为目前最普遍的测定神经质性格倾向的心理量表。此量表共25项，每项选择"是"为4分，"否"为0分，满分100分，超过60分则可视为具有森田神经质性格倾向。

表1-1　森田神经质性格调查表

请以您现在的状态为基准，用"是"或"否"回答下列问题。

1．我对自己能否适应现在的环境（工作、家庭、学校）感到焦虑	是	否
2．我非常讨厌自己现在的烦恼	是	否
3．我认为现在的烦恼与自己的性格有关系	是	否
4．我经常对自己能否应付紧张、尴尬的局面感到焦虑	是	否
5．我的烦恼是别人没有的	是	否
6．我总是想消除自己的烦恼	是	否
7．现在我整天仅仅考虑自己的烦恼，没有能力关注自己的工作、生活和学习	是	否
8．我越注意自己的烦恼，烦恼就越强烈	是	否
9．我总是认为要是没有这种烦恼，自己的理想就能实现	是	否
10．我认为现在的自己是个无用之人	是	否
11．我为了实现自己的目标非常辛苦	是	否
12．我一直努力消除自己的烦恼	是	否
13．我是一个内向、小心谨慎的人	是	否
14．我做事比较拘谨，有时候都难以自拔	是	否
15．我对别人说的话非常在意，很容易受伤害	是	否
16．我非常在意自己的身体健康状况	是	否
17．我通常反复思考问题，欲罢不能，不善于接受新事物	是	否
18．我做事循规蹈矩，稍有差错便不能安心	是	否
19．我做任何事都不愿服输	是	否
20．我的自尊心很强	是	否
21．我总是期望完全没有焦虑的状态	是	否
22．我希望自己的思维、情绪按照周围人的意愿变化	是	否
23．我对事物的判断非黑即白，态度分明，如果不能，我就感到不安	是	否
24．我是个"窝里横"的人，即在家里很蛮横但在外面很温顺	是	否
25．我是一个爱钻死道理、头脑僵化的人	是	否

一、神经质素质的致病机制

森田理论认为，神经质素质的人容易患神经症，其致病机制与"思想矛盾""精神交互作用"这两大概念有关。

所谓"思想矛盾"，指的是思维方面的错误、偏差或歪曲，在实际的生活中通常表现为"理应如此"与"现实如此"之间的差异产生的心理矛盾。

人的理想与现实状况在绝大多数情况下是有差异的。若只相信理想，认为事情理应如此，必须如此，而不愿接受现实的情况，就会产生思想矛盾。这种内心冲突若得不到缓解，不断积累就容易诱发神经症等心理疾病，而一旦心理疾病发生，这种思想矛盾就会成为心理疾病难以治愈的精神病理之一。

此外，把正常的现象当成异常，这也是思想矛盾。比如正常人是可以看到鼻尖的，还可以用余光看到侧面的事物的，只是一般人都不注意这些而已。但有些人注意到这些的时候，认为这是不正常的，还会想方设法地试图将这种人类固有的正常现象消除掉。正常现象自然无法消除，但这部分人却无法接受消除不了的现实情况，陷入思想矛盾之中，继而在精神交互作用下陷入恶性循环，最终出现余光恐怖。

具有神经质性格特征的人通常固执地要求完美，追求着"正确答案"，并难以接受与理想不符的现实。例如，他们会难以接受自己所犯的错误，不能接受自己有不擅长的事物，也不能接受自身出现的负面情绪。一旦出现类似情况，他们便会反复回想经过，试图思考出"更完美"的解决方式，并为自己未能做到而深深自责，进而自我怀疑，产生大量的压力。

有时，这种"理想"作用的对象不仅限于自身，还会包括身边的人。他们会对周围人（伴侣、孩子、同事、朋友等）抱有非常明确的期待，在做计划时也通常会将他人也列入计划之中，一旦周围人没有达成计划中的要求或期待，他们便会感到难以接受，进而产生强烈的失望以及愤怒，感到自己受到了背叛，从而产生负面影响。

"精神交互作用"则是一种在"思想矛盾"的影响下，"越关注越敏感，越敏感越关注"的恶性循环。当人们的注意力过度关注某一件事或者身体不适的感觉的时候，感觉就会变得比平时更加敏锐。敏锐的感觉会让人产生事情或身体的感觉"变严重了"的错觉。这种错觉带来的焦虑感又会让人将更多的注意力集中在这件事上。于是注意和感知就这样不断相互作用，互相强化，进入一种恶性循环的状态。最终，人们将绝大多数精力都放在了这一件事上，导致正常的生活、工作和学习受到严重影响，这就是"被束缚状态"。

神经质性格倾向的人同时具有理想主义的部分与善于自省的部分。这两部分会让内心产生冲突，继而令他们将大量的注意力都集中到自身。这种注意力的集中又会让他们的感觉变得更加敏锐，固有观念会被大幅强化，逐渐发展到深信不疑的地步。

例如人们刚进入一个新的环境，还没适应过来，容易犯错，这本是一件很正常的事情。但有些对自己要求极为严格的人却无法接受犯了错的自己，会开始自责、自我否定，他会将注意力过度地集中于自己的错误上，再做类似的事时由于非常害怕出错而高度紧张，越紧张就越容易做不好事情，结果更容易出现错误。继续出错会令他更加自我否定，更加紧张，这样逐渐失去自信，出现焦虑、抑郁等症状。

在与人交往时感到对方不太喜欢自己，这也是一件很常见的事，本来就没有人能得到所有人的喜爱。但一个内向、敏感又缺乏自信的人在这种时候可能就会非常在意，深受打击，他会越发在意别人对自己的看法，越是这样就会越发敏感、草木皆兵、疑神疑鬼，与人交往也就会越不自然，人际关系也只会越来越差。他会逐渐变得不知该如何与人交往，也会逐渐坚信所有人都不喜欢自己，社交恐惧由此而来。上述事情过程中都有精神交互作用的参与。

精神交互作用不仅是引发神经症症状的发病机制，还是已出现的症状不断加重的重要因素。例如某位强迫症患者，最初仅有轻度的洁癖症状，对清洁的要求较高，食物和衣物总要多清洗几次。这种程度本来不会对生活产生很大的影响，但他却很在意自己的这种"异常"行为。注意力大量集中于清洁一事上，就难免开始延伸思考，怀疑这样清洗过后是否依旧不够干净，害怕万一吃了不洁的东西得病了怎么办，进而又开始担心自己是否会患传染病。越这样思考恐惧感就越强，为了将恐惧感消除他就只能花费更多的时间去反复清洗，进而陷入更加"异常"的境地，强迫症状就此形成。他因自身的"异常"而痛苦，试图控制自己，与自身的恐惧、焦虑对抗，但这一过程反而让注意力更集中于脏、清洁、患病等方面，越注意就越害怕，越想反复做清洁动作，几乎无法分心于其他的事情上，工作生活都因此受到严重的影响，强迫症状也日益加重。

"疑病"的发病机制也可以用精神交互作用进行解释。有些人的身体出现了一些不适感，去医院检查却显示一切正常，但他们无法相信检查结果，也无法接受这些不适感可能只是源于紧张或压力的正常现象，而是更加关注自身的这些不适感觉。越是关注，对这些不适感就越是敏感，在精神交互作用的结果下，不适的感觉也就越强烈。他们便会更加坚信自己是患上了什么严重的疾病，因此不断在各大医院中奔波，无法正常工作和生活。

这种注意集中—感觉过敏—注意狭窄或固着的循环，就是精神交互作用，最终会形成一种被束缚的状态（图 1-1）。这种被束缚状态的形成过程就是神经症发病的被束缚机制，且此状态的程度与症状的发展程度呈正相关趋势，即被束缚状态的程度越强，躯体不适、焦虑、强迫等症状也就越严重。此外，被束缚状态还会引起症状受容性低下（接受和耐受症状、挫折、失败、艰难困苦的能力低下）、注意严重固着（注意力总是不由自主地关注着某一内容，而无法正常地去关注其他事物）、身体社会功能低下、完善欲过强等病理内容。

日本东京心理医院岩木久满子博士这样总结到：神经质素质的人对某些发生的事实无法接受（其中可能存在思想矛盾，认为不该如此），不能放下或极端排斥（受容性低下），这违反了情感法则，反而会令情感反应随着时间的延长而增强。增强的情感引起了自己对这件事的关注，越关注就越使这种反应增强，陷入恶性循环（精神交互作用）。注意会随之固着于此，身体社会功能也会受到影响，形成被束缚状态，进而发展为各种神经症性症状。

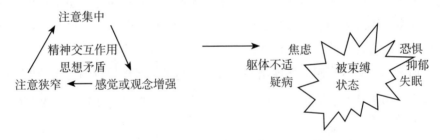

图 1-1　被束缚状态的形成

二、生的欲望与死的恐怖

森田理论用"生的欲望"与"死的恐怖"这两个概念来解释人的行动动力。

生的欲望指的是人与生俱来的一种本能的、具有积极意义的、向上发展的欲望。这种积极的欲望会给人带来采取相应行动的动力，人们可以通过围绕生的欲望的行动实现其目标，进一步获得向上成长的动力。例如，人都希望健康快乐地活着，希望不断进步，希望被尊重，希望财富不断增加。这些期望会变成一种积极向上的精神动力。人在这种精神动力的推动下会不畏艰难、不怕困苦、勇往直前。为了实现这些人生目标而采取的积极行动，便是森田疗法中所说的"围绕生的欲望的具有建设性意义的行动"。

死的恐怖则是人人都会有的一种防御本能。人们都会恐惧死亡、恐惧疾病，会担心失去财富，担心失去尊严与自我价值。这种过分围绕死的恐怖的思考会引起严重的焦虑等负面情绪，而为了缓解这类焦虑等负面情绪所进行的一系列行为便是"围绕死的恐怖的行动"。

生的欲望往往伴随正的精神能量，围绕生的欲望的行动往往会产生有意义的、积极的成果。而死的恐怖往往伴随负的精神能量，虽然围绕死的恐怖的行动也会产生防御的效果，但是这是消极防御的效果，无法带来有建设性意义的行动，也不会产生人们想要的成果。两者虽然看似是完全对立的，但却在每个人身上都同时存在，彼此关联密切，本质上是表里一体的。正因为希望更加健康，所以才会恐惧疾病；正因为希望被尊重，所以才会害怕失去自我价值；正因为拥有生的欲望，所以死的恐怖才会格外强烈。

如果没有思想矛盾的影响，受正常的思想指挥的话，人们通常会选择关注生的欲望，精神能量就会更多地注入生的欲望及其伴随的相应行动中，死的恐怖获得的精神能量就会减少。在这种情况下，人们对于各种事情的恐惧及担心就会不特别在意，围绕死的恐怖展开的行动也会较少。但如果由于某些原因，人们出现了思想矛盾或者某些错误的认知，人们的注意力就会高度集中于某些恐惧以及担忧，加上精神交互作用的恶性循环，人们会越来越多地进行围绕死的恐怖的行动，无法分出更多精力去关注生的欲望，也就无法采取有建设性意义的行动。双方是一种此消彼长的关系。

每个人都会同时拥有生的欲望和死的恐怖，只是精神健康的人更倾向于关注积极的一面，于是生的欲望便占据了主导地位，所以他们能够有足够的动力积极地面对生活。生的欲望实现了，死的恐怖所担忧的事情也不容易发生。因此普通人虽然也会感到恐怖，但不会被恐怖所困。但具有神经质素质的人容易对死的恐怖过度关注，这种关注会令大量精神能量被投入其中，加上精神交互作用的恶性循环，死的恐怖在意识中占据的比例越来越大，最终会形成各种心理症状。此时他们的生的欲望虽然依旧存在，但却没有足够的精力去通过行动实现它们。森田疗法的目标就是在这种情况下重新激活他们的生的欲望，并令其更多地将注意力放在围绕生的欲望的行动上，来改变以往的围绕死的恐怖行动的状态，进而改变由此带来的负面情绪。

在心理症状出现时，这种"生的欲望被忽视—死的恐怖比重增大"的恶性循环就基本成型了。患者往往会为排除死的恐怖不择手段，为此花费掉越来越多的时间与精力，导致没有更多的精力去关注其他更有意义的事情，结果症状越来越重，越陷越深。

很多人会认为，想要强化生的欲望，就应该将死的恐怖进行压抑（控制）。但"压抑"的本质与"排除"并无不同，神经质素质者正是因为不断试图去排除死的恐怖才会令症状不断恶化，试图控制也同样会变成精神交互作用的一环，无法起到治愈的目的。此外，既然死的恐怖与生的欲望是表里一体的存在，那么即使真的可以将死的恐怖彻底压制，结果也只会令生的欲望一并消失，会令人变成没有希望也没有动力的抑郁状态。

因此，森田理论所倡导的方式不是压抑，而是引导。首先令患者明白自己的焦虑与恐惧是很自然的事情，并不是需要去排除的对象，然后让他们察觉到焦虑与恐惧的背后其实是一种非常积极的力量（生的欲望），引导他们更多地关注生的欲望，这样改变精神能量投入的目标，达到激活生的欲望的目的。

三、顺其自然、为所当为

"顺其自然、为所当为"是森田疗法的核心治疗理念。

这里提到的"自然"，是指"事物原本的样子，原本的状态"。森田理论认为，人或事物处于原本自然的状态便是健康的，若人为地扭曲了这种自然的状态，身体或精神便会出现一些这样或那样的问题。

以生的欲望和死的恐怖为例，生的欲望和死的恐怖是自然的，每个人都会有。若人们能够接受这两者的存在，就能够保持健康的状态。但若无法接受死的恐怖的存在，认为它是异常的，错误的，必须去改正或者排除的，然后刻意花费大量的时间精力去试图"克服或者消除死的恐怖"，这便扭曲了自然，问题也会随之出现。

顺其自然，便是说不要去排除自然发生的事物或现象，也不要去强行控制或改变原本无法控制或改变的事物。

森田正马教授在《神经症的实质与治疗》一书中这样写道："本来，我们身体和精神的很多活动都只是一种自然现象，不可能用人为的力量来左右它们。可是，人们往往认为这一切都可以由自己随心所欲地自由支配的，尤其精神方面，更是如此。然而，实际上能够顺从我们意愿的，只有随意行动（注：受骨骼肌支配的行动）而已。"

也就是说，行动以外的部分，比如人的情绪和感受，都是客观存在的，不完全受主观意志的随意掌控。有许多人认为像悲伤与愉快、喜欢与讨厌、活力充沛与消沉抑郁，这些都是可以"通过努力去控制或改变"的。但其实不然，我们无法真正地随意控制或改变情绪，正如我们不能控制自己的心脏跳与不跳，控制肠胃蠕动或静止一样，我们也无法让该悲伤的时候变得欣喜，或是通过努力让厌恶变成诚心的喜欢。虽然通过反复练习，我们在一定程度上可以做到控制自己的表情，不让情绪或感受被别人察觉，但它们本身却不会因此消失，只是被暂时压抑了。对这些情绪的控制与压抑意味着无法接受它们的存在，这其中便有了思想矛盾（理想是这些情绪可以控制和改变，现实是这些情绪出现了以后不能随心所欲地控制和改变）。试图去排除它们这种行为其实就是不能够接受现实，强迫自己符合理想的做法。但这样强行去控制自己控制不了的事情是不会顺利的，越想控制情绪，就会越深地陷入情绪之中，这不仅不能让自己实现理想，反而会引起精神交互作用的恶性循环，令问题变得更严重。

比如当亲人去世时，人们出现悲伤、忧郁的情绪。有些人却觉得这是不该有的，必须去克服它，因此不承认自己现在的感受。他否定情绪忧郁的事实，强逼自己打起精神，像平时一样保持积极乐观的表象。然后他会因为强打精神而感到疲累痛苦，却也同样无法接受自己会感到痛苦的事实，会进一步否定这些痛苦，也会因为自己产生了这些情绪和感受而自责，认为一切都是由于自己的"懦弱"和"不够坚强"。这种内心的冲突与自我攻击会消耗大量的精神能量，也会让负性情绪症状日渐恶化。

"顺其自然"提倡在特定的情况下，人们产生的这些必然会出现的情绪与感受的时候，不要与之斗争，而是要去接受它们。因为它是不由主观意志控制的一种客观的存在，是一种自然的现象。不必试图去排除它，令它变得"不存在"，更不必因此否定自己，觉得它的出现都是自己的过错。它是客观存在的制约条件，我们只需要去思考在现有的条件下该如何生活，如何处理眼前的事物即可。如果情绪没有随着时间流逝而消失，而是不断加重，需要去医院治疗，那就应考虑如何配合医生治疗，而不是主观上否定和排斥。在状态很差的时候应该适当休息，而不是过度地要求自己"应该如何""必须如何"，只需尽力去做力所能及的事即可。将注意力放回生活中，探寻与自己特性（症状）的共存之道，这便是"为所当为"。

森田疗法会对患者的思想矛盾与精神交互作用指出与打破，通过"作业法"（为所当为）的方式令患者将注意力更多地投入外界，投入到围绕生的欲望的行动中去，最终达到顺其自然地生活的状态。

第二节　从道家思想的角度理解森田疗法

源自中国的道家思想在本质上与森田疗法的理念非常相似，深入学习道家典籍能够更好地帮助治疗师理解"顺其自然"的真正含义，体悟人、地、天与万物的和谐共存之法。

关于自然，道家是如此描述的："人法地，地法天，天法道，道法自然。"（出自《道德经》第二十五章）意思是说，人要遵循天地的规律，天地要遵循道的规律，道又要遵循自然的规律。万物皆同，自成一体。再具体来说，是在阐述一切在冥冥之中自有规律。日升日落，春夏秋冬，风霜雨雪；时光流转，岁月变迁，沧海桑田。人在天地之间不过是一粒微小的沙尘，人生百年，可是在历史长河中不过弹指一瞬，生老病死、人间众生、世间万物、日月星辰、天地宇宙，全都按照"道"的规律在运转着，生生灭灭，皆在其中。

这种观点之宏大，看似与我们实际生活中的烦恼没有任何关联。但想要真正地理解森田理论的精髓，便必须将视线从具体而琐碎的问题与症状上移开，去看更广阔的世界。天地有道，人心自然也有道。我们总想去改变不可能改变的，去纠结不需要纠结的，甚至为此耗费掉人生绝大部分的时间和精力，这便违背了自然天道。这种努力极难获得理想的结果，反而会令人横生症状，深受其苦。

"道"之一字，是道家学派的核心理念。老子有云："道生一，一生二，二生三，三生万物。"（出自《道德经》第四十二章）道即太极，即混沌，即万事万物的根源，也是其最原本的姿态，是天地之间的自然规律。万事万物本出自同源，只是拥有了不同的形态，本质无绝对的善恶、优劣、美丑，既然如此，就不应妄自对其过度评判与排序。

所以，我们为什么要称一朵花是美丽的，又要称一只爬虫是丑陋的呢？我们又为什么要觉得思维敏捷、收入丰厚的人是优秀的，学识浅薄、生活困苦的人就是平庸的呢？好与坏的标准在何处，对与错又是基于什么进行判断的呢？我们为何会感到自己"胜过"了谁，又"输给"了谁？进行比较的价值又在哪里呢？

进一步来说，我们认为的那些"应该""必须""不得不"，又是谁定义的呢？"正常"是什么，"不正常"又是什么？人生的目标是"温饱、安宁、幸福"，还是"要胜过大多数，成为人上人"？这个"大多数"具体是人口比例的多少，胜过的意义在哪里，成功的定义又是什么？

人与飞虫本质并无不同，都只是一个生命体。生命的起点是生，终点是死，过程是活着。为了活着，我们需要空气，需要水，需要食物，仅此而已。一切存在本身都是如此质朴，如此纯粹，又如此理所当然，而我们却在不断地追逐那些由我们自己的价值观去定义的东西，又为此身心俱疲，烦恼不断。

庄子在《齐物论》中这样写道："是以圣人和之以是非而休乎天钧，是之谓两行。古之人，其知有所至矣。恶乎至？有以为未始有物者，至矣，尽矣，不可以加矣。其次以为有物矣，而未始有封也。其次以为有封焉，而未始有是非也。是非之彰也，道之所以亏也。道之所以亏，爱之所以成。"

意为：古代的圣人不去执着是与非，人与万物互不干涉，于是在自然之中活得自在洒脱，这便是智慧的最高境界了。而这种最高境界又要如何达到呢？最尽善尽美的理解是，这宇宙从最开始就是一体的，从不曾有任何具体的事物，一切都只是表象，实则万物皆道。次一些的理解是，宇宙中的万事万物是具体存在的，但这些事物之间并没有任何绝对的是非善恶的差别。如果认为其中有了是与非，那便无法真正地参透道之精髓，偏见、歧视等观念也就因此形成。

"齐物论"一词中包含了"齐物"与"齐论"两重含义。庄子认为世间万物包括人的品性和感情，看起来千差万别，归根结底却又是齐一的，这就是"齐物"。而人们的各种看法和观点，看起来也是千差万别的，但世间万物既是齐一的，言论归根结底也应是齐一的，没有所谓的是非与不同，这就是"齐论"。

也就是说，万事万物的存在本质上没有区别，而且这种存在是客观、朴素且理所当然的，所以我们在遇到任何事物的时候，都可以抛开名为"个人价值观"的有色眼镜，去直接看透这件事物的本质。所谓的"缺陷""短板""丑陋""劣等"，都只是人为的定义。这种定义还会因为评价者的不同而千差万别，因此拘泥于此没有任何意义。以日常生活角度举例来说，某个亚洲男性的身高是一米六五，这个数据是客观的事实，但随之而来的"太矮了""不好看"等便是带有主观色彩的评价。同时，有觉得矮的人，也觉得可以的人，还有觉得足够高了的人。感觉身高太矮而认为低人一等也只是无数评价中的一个而已，本质上没有拘泥于此的必要。

　　身体上的一些问题也是如此。这些问题与其称之为"症状"，不如称之为"现象"。自然界中存在着许多现象，人的身体与感觉也存在着许多现象。这些现象的存在都是客观的，理所当然的。比如人类的身体会一直维持恒温，吃下的食物会经过消化吸收为生命活动提供能量，鼻子受到了某些刺激会打喷嚏，这些都是现象。每个人能够看清的距离并不相同，每个人的身高、体重并不相同，每个人跑 50 米所需要的时间并不相同，这些也都是现象。所谓的"不正常""症状"，无非是指这些现象只出现在了少数个体上，并会令日常生活产生一定程度的不便而已。

　　但绝大多数"症状"所带来的不便，都是可以解决的。当看不清黑板的时候，我们会戴上眼镜；当进行了剧烈活动心跳过快的时候，我们会剧烈喘息，适当休息；当体力劳动后产生肌肉酸痛的时候，我们会休息、忍耐并等待其自行消失。所以当遇到悲伤的事情而心情抑郁或者遇到重大突发事件而恐慌的现象出现的时候，我们也只需要慢慢平复呼吸，生活需要我们干什么就干点什么，分散一下注意力，静待其自行消失就好了。其他关于"我为什么会得这种毛病""怎么这么不争气，这么懦弱""为什么它就是好不了了呢，我以后是不是会一直这样下去""我为什么不能正常一点呢"这一类的思考不仅没有必要而且毫无意义，只会令上述负性情绪更加严重。

　　只要能够真正领悟到"一切基于主观价值观的评价都是没有意义的"这一点，达到"大道自在心"的境界，那么无论是思想矛盾还是精神交互作用都会不攻自破，消失无踪。生活中也会变得不易积累过多的压力，心因性的症状也会逐步减弱，就算无法彻底消失，也能够变成自身理所当然的一部分，不会阻碍整个人生的进程。

　　此外，"无为"也是道家的核心思想之一。此处的"无为"指的并不是毫无作为，而是对时势、趋势做出准确判断之后的顺势而为。它与"人为"相对，是一种优秀的指导思想、行为原则和生活方式。它追求的是顺应自然的变化规律，使事物保持自然的本性，不过度干预，不逆天行事，最终达到一种"大势所趋""无为而治"的境界。

　　这一思想被广泛地应用于政治、军事、教育、医疗、养生、心理治疗等各个领域，与中国的文化和历史密不可分。

　　"以辅万物之自然而不敢为。"（出自《道德经》第六十四章）意为：对万事万物不强行干预，而是辅助或引导其顺应自然的发展规律，往往比人为干预更有利于问题的解决或事物的发展。

"无为为之之谓天，无为言之之谓德。"（出自《庄子外篇·天地》）意为：以无为的原则处事，让万事万物按照它们自己的自然天赋自由发展，让它们的天性得到舒展，这才是自然天成；与其站在道德高地对他人指责说教，不如引导他们按照适合他们本性的方式去行动，能做到这一点才能被称为"大德"。

"不战而屈人之兵，善之善者也。"（出自《孙子兵法·谋攻》）意为：若能通过兵戎相见以外的方式令敌人降服，那便是上上之策，是谋略的最高境界。

事物都有自然的本性、规律与发展趋势，只有顺应这种趋势才能取得最好的结果，这便是"顺其自然"的真正含义。逆天行事，明明不可为而为之，往往只能以失败告终。

世上有许多事情都是无法预料的，也有许多事情已成事实，无法因人的主观意志而有所改变，因此只能接受或者放下，否则由此带来的痛苦几乎无法解除。古语有云："人有悲欢离合，月有阴晴圆缺，此事古难全。"喜怒哀乐，生老病死，皆是自然规律，从不因人们的厌恶或惧怕而有所改变。我们不能因为死亡终有一天会到来就不去享受现在的人生，也不能因为不想感到悲伤就假装欣喜，不能要求自己从不犯错，也不能期待得到所有人的喜爱。与其为这些人力无法改变的事情苦恼，同客观事实"兵戎相见"，不如选择"无为"的态度，专注于自己力所能及的事情，这样才能在不可违逆的自然规律之中获得最好的生活质量。

第三节　传统森田疗法的实施方式

传统森田疗法的实施方式主要分为两种：住院式森田疗法与非住院式森田疗法（包括门诊式与书信式，通常以门诊森田疗法为代表）。随着网络技术的发展，近年来新兴的信息网络也被运用到了非住院式森田疗法的治疗实践当中。

其中，非住院式森田疗法主要由治疗师以森田理论为基础，对患者进行指导，指导形式以谈话与日记指导为主。门诊森田疗法要求患者定期来诊进行面谈，书信式是以文字的形式（书信或电子邮件）进行指导，网络式则是通过网络视频进行。

面谈时，治疗师应先倾听患者的问题及烦恼。在询问烦恼时需详细而具体，尽量还原问题发生时的生活场景，并着重询问患者的感受，耐心倾听。要在理解他们的基础上告知，正常人会有"七情""六欲"，在思考问题或遇到一些生活事件时必然会产生喜、怒、忧、思、悲、恐、惊等情感反应。我们不能厚此薄彼，不能因为讨厌其中几种情感，就排斥或否定它们。只要这种情感反应与思考的问题或遇到的生活事件是相对应的，不相矛盾的，其情绪与感受就都是正常的、合理的，不需要否定和排斥。这种不干预事物本来的规律与状态的做法就是顺其自然。就如负性事件引起的忧郁、消沉、紧张、愤怒乃至憎恨，以及因这些情绪导致的精神痛苦、烦恼，这些都是因客观事物产生的相应反应，不能把这些情绪反应分为对错好坏，对此要予以足够的理解。当然，因愤怒或憎恨等情绪导致的过激或破坏性行为可能在某些情况下是错误的。但要避免明确的指责，可在共情患者情绪的前提下暂时保留对行为对错的评价，这样能够减弱患者的阻抗，提高其进一步配合疗法的可能性。

"不问"技法：森田疗法中有一种名为"不问"的技法。这里的"不问"指的不是完全不询问症状，而是不要对症状过度关注、追根溯源，不是每次门诊都围绕症状为中心话题来讨论。森田疗法与精神分析不同，不会对患者的性格、思考方式与症状等进行深度的动力分析，也不会尝试反复详细追寻其形成原因，反复讨论病症表现，而是重视患者现在的生活状态。需要了解的是，他每天在做什么，是不是在极力排除恐惧等症状、排斥以往的失败和痛苦，他对情绪与感受是怎样理解的。过度关注负性信息、负性情绪、躯体不适症状或以往的失败、烦恼都会引起精神交互作用，反而使关注的内容增强，对治疗师而言也是如此。如果治疗师不断追问症状的细节，表现出对症状的过度关注，患者自然也会随着询问进一步关注自身的症状，无法顺利地从被束缚状态中解放出来。

思想矛盾的纠正：治疗师要能够准确地在患者的倾诉中找到思想矛盾的点，并予以指出。要对他们认为的"必须""应该""正常与否""正确、错误"等观念进行深入探讨，令其明白每个人看问题的角度是不同的，那么对问题的判断就会有所不同。如果能学会站在不同的角度，以不同的立场去看待、分析、判断事物，很多烦恼就会迎刃而解。反之，若一味执着于"必须"与"应该"，执着于绝对的正确或错误，而不接受现实，则自己的烦恼会永无止境，会产生大量压力，对精神健康不利，也可能是目前症状无法改善的障碍。

精神交互作用、症状受容性低下的应对：在指出思想矛盾之后，治疗师需要对精神交互作用简单易懂地说明，令患者明白关注与症状恶化之间的关联性。可以采取举例、比喻等方式，面对理解能力不同的患者要采取不同的解释策略。程度较轻的患者仅凭理论说明便能有明显的好转，但大多数患者就算明白了道理，依旧会"不由自主地"关注自身的症状，陷入焦虑中无法自拔。在这种情况下，非住院式森田疗法要根据患者的具体情况提出每天具体的行动方案。首先是运动，或者做家务、唱歌、书法等，这些活动可以交替进行。然后是去做力所能及的工作，用这些行动打破精神交互作用，并且提高受容性。因为按照治疗师的指导做事的时候，关注的目标会随之改变（切断了注意与症状的相互作用产生的恶性循环），以往排斥症状时频繁做的事也会逐渐减少（比如以往关注躯体不适，整天卧床，经常到医院检查，现在每天散步、游泳、做家务或工作，对症状的排斥自然减少了），可以达到一石二鸟的作用。此外要通过日记的形式将每天所做的事情、自己的生活状态记录下来。治疗师会要根据日记的内容给予指导。这种日记指导的方式可以详细了解患者状态，督促患者做有意义的行动，起到辅助治疗的作用。

日记疗法要求患者每天把锻炼身体、做家务、工作学习的情况，自己每天的行动与感想如实记录下来，定期交给治疗师批阅。治疗师则要指出和纠正日记中的思想矛盾和精神交互作用，帮助患者建立正确的价值观，将注意力从症状或内在思维上转向外界的客观世界及自己当前的身体行动上，并建立良好的生活习惯。这样可以将患者从以情绪感受为主导的生活方式一步步引导至以实现正确目标的行动为主体的生活方式，以增加身体活动的方式令思维活动减少，对症状及情绪感受的关注自然也会减少，对于躯体不适、情绪症状的敏感度降低，被束缚的状态因此被打破，症状自然能够得以改善。

在指导的过程中需注意不可急躁，更不可指责患者。治疗师与患者并非对立关系，双方之间不可有冲突。患者能够配合治疗是一种"自然"状态，无法配合也是一种"自然"状态。治疗师需要对目前的实施方式或引导方式进行检讨，寻找更加适合此患者的"顺其自然"的方式。若一味执着于"患者应该配合治疗方案的进行"，便又陷入了"应该主义"的思想矛盾之中，无法取得理想的结果。

非住院式森田疗法实施相对容易，形式灵活，近年已成为森田疗法中的主流，若配合药物治疗，其症状改善的速度与效果还能够得到进一步的加强。但这种实施方式推进力较低，很多患者难有足够的动力长期坚持自发地进行积极行动，途中松懈便又会故态萌生，造成病情的反复。此外，这种方式需要患者自身对森田理论进行理解与体悟，因此对患者的理解力与领悟力也有所要求，并不适用于所有群体。

与此相对，住院式森田疗法则具有较强的体验性与强制性，虽实施起来有许多限制，但能够在较短的时间内取得比非住院式森田疗法更强的效果，对于患者的理解力也没有明确的要求。

具体操作方式如下：

经典的住院式森田疗法需要在全封闭环境中进行，所谓封闭是指患者在住院期间与外界切断联系，谢绝一切访客的住院环境。全程分为4个阶段：绝对卧床期、轻作业期、作业期以及回归社会准备期。

绝对卧床期：要求患者在单人病房中生活，拉上窗帘，关上电灯，在此期间禁止与他人会面交谈，禁止读书、吸烟、玩手机等一切消遣活动，除进食、如厕外要求绝对卧床，即使感到孤独、寂寞、内心痛苦也要保持这种状态至少1周，坚持下来才可以进入下一期。此期一般为7天。

轻作业期：依旧禁止剧烈运动和重体力劳动，不可以长时间与人交际、谈话，不可以打电话、玩手机，或离开设施外出等，卧床时间限制在每日8小时左右。白天必须到户外接触新鲜空气、阳光，观察花草树木和自然风景，参观他人劳作、活动的过程，也可力所能及地做一点小事，如简单的家务、手工制作（如剪纸、拼图、编织、抄写）、饲养动物。晚上要书写日记，晨起及入睡前朗读规定读物，期限为3～7日。

作业期：此期间对作业内容没有限制，可参与分配作业任务和总结作业的会议，可随意选择清扫、做饭、手工制作、田间劳作或饲育动物等有意义的活动（作业），作业之外可以写日记和读书，但禁止玩电子游戏与赌博等活动。此期间要建立以身体活动为中心的生活方式，培养随机应变地处理事务的能力。期限为1～2周。

回归社会准备期：此期间要进行适应外界变化的训练，担任患者作业活动小组的组长，分配任务，讨论事务，指导新入院患者的作业活动，担任某项文艺节目的策划和指挥、主持等，为各自回到实际的日常生活做准备。此期间可请假返家1～2日。患者要书写以行动为准则的日记，并交给医生批阅。期限为1周至1个月。

在整个治疗过程中，有两个关键点：一是"隔离"，二是"作业"。

传统的住院式森田疗法对"隔离"这一点的执行非常严格。患者不允许携带手机、游戏机、小说等物品，且在第三期结束之前不允许与除医护人员以外的对象进行长时间的谈话、交际，自然也不会允许家人的陪同与探访。在此期间，就算是医护人员也只被允许与患者进行必要的、最低限度的会面与交流。这种规定看似过度严格，但却是住院式森田疗法能够在短短月余的时间内对神经症等疾病起到良好疗效的关键的设置。

首先，这种"隔离"能够隔绝来自患者身边的干扰。因为前文所说的思想矛盾与精神交互作用在很多时候并不仅仅是患者个人的问题，其所处环境，包括亲朋好友的想法与做法也会对其产生很强的影响。比如思想矛盾中的"理想"很可能来自患者的父母或伴侣对其抱有的期待或要求过高，而"现实"则是他无法达成这些要求，感到不堪重负。过度的精神交互作用不仅加重患者自身的负性情绪症状，还会影响到家人的情绪，令家人产生焦虑。这种焦虑有时会转变为对患者或症状的过度关心，有时也会转变为对患者的愤怒与苛责，无论是哪一种，结果都会引起一系列的连锁反应，最终令患者的症状更加恶化，无法自拔。而在临床上想要一次性解决患者及其家中每个人的思想矛盾与精神交互作用是很困难的，因此要将出现症状的患者与其家人暂时隔离开，切断这其中会产生的连锁反应，然后专注地对患者的思考方式进行扭转。

其次，这种"隔离"，尤其是绝对卧床期中的完全隔离能够最大限度地减少来自外界的刺激与信息，让患者能够长时间地独自处于一种"无"的环境之中。这是一种现实生活中几乎不可能存在的独特的环境，在这里患者不需要面对任何人，不需要去考虑任何人的看法与期待，没有了生活中无数的"不得不"与"必须"，患者会慢慢开始思考人生的意义，思考生命的状态，思考万物的存在，也会前所未有地认真面对自己真正的内心。在漫长的 7 日卧床中，绝大多数患者能够有所感悟，对人生、时间、自身的存在等产生一种全新的看法。同时长时间无事可做的环境会让他们开始渴望与外界交流，渴望生活、工作、学习，进一步产生强烈的行动意欲，即激活了"生的欲望"。此外，长时间失去外界刺激的感官也会因此变得非常敏感，为第二期打下基础。

第二个关键点"作业"则体现在第二期与第三期中。此处的"作业"也可以被理解为"行动"。轻作业期间患者被要求去户外接触新鲜的空气、阳光和花草树木、自然风景。这是为了让患者能够"重新认识这个世界"，而不是仅仅将注意力放在自己的症状上。这个时期患者刚刚结束几乎没有任何外界刺激存在的绝对卧床期，通常行动意欲较强，而且会觉得环境中的任何变化都弥足珍贵。阳光的温度、空气的味道、花朵鲜艳的色泽、植物充满生机的光辉，这些在原本的生活中几乎无人留意的点点滴滴在此时却能够轻易地被捕捉到，其鲜明程度足以让人产生一种感动，从而对生命与世界产生新的认识，令以往始终无法控制地一味关注自身的状态被改变。晚上书写日记的行为可以让患者对自己体会到的感受进行回顾与整理，再通过文字表达出来，让上述这一过程变得更加具体，从一个转瞬即逝的身体感觉变为了一个自身可以理解与表达的信息。而记录下来的内容还可以随时进行翻阅回味，让这种感觉更长久地存留下去。

第三期中进行的"作业"则能够帮助患者将前两期中得到的感悟与现实生活相衔接。如前文所说的那样，第一期中的特殊环境是现实生活中几乎不会存在的，第二期中的感官被打开的状态也不易在平日长时间维持，这两期的状态都是相对"非日常"的。而第三期中的作业，例如清扫、田间劳作、手工制作则要相对日常。这一时期的患者通过前期的体验，已经习惯了充满"无"与"静"的返璞归真的生活方式，原本生活中令自身烦恼不已的思考也已耗尽，所以在这一期的"作业"中患者能够切身体会到"把自己以往的烦恼、症状放下，专注于身体的活动、烦恼已经没有那么重要了"的感觉，也能够感悟到症状也同样是自己的一部分，带着症状也依然可以作业，可以很好地面对接下来的人生。经历过这一阶段的患者通常在日后的正常生活中也能够通过一些作业活动重新找回"无"的状态（也可以被称为忘我的状态），从而有效地缓解精神压力与负性情绪症状。

第四期便是最终阶段，先前严苛的规定与限制在这一时期基本全部取消，原本觉得并不珍贵的人际交往、娱乐活动等，一旦被禁止，反而逐渐感到其珍贵。所以一旦放开这方面的限制，患者的人际交往会变得比患病前更积极，对生活变得比以前更加乐观。患者可以按照自己的节奏逐步回归正常的生活，并每日书写日记，定期交予医生批阅。医生也会遵循森田理论对日记内容进行指导，提出建设性意见，帮助患者将前三期体验所获得的体悟延续进生活之中，以达到防止复发的目的。

第四节 现代森田疗法所面临的现实问题

虽然传统的住院式森田疗法在治疗周期与疗效方面较其他精神心理疗法有着显著的优势，但近年来实施的比例却在不断下降。出现这种矛盾现象的主要原因在于，随着科技的发展，能够对疾病产生明显效果的药物越来越多，无论是医院还是患者，都更倾向于实施更加简单、不需要特殊设施也不需要长期住院的药物疗法。加上住院式森田疗法需要一段时间不得与外界进行联络，也禁止一切娱乐交际，会令早已习惯了电子信息娱乐的现代患者望而却步。这也就是为何尽管存在许多无法通过门诊森田疗法治愈的难治性神经症患者，但无论日本还是中国设立森田住院病区的医院都不多的主要原因。

非住院式森田疗法（门诊式、书信式与网络式）森田疗法相对容易实施，是目前森田疗法的主流实施方式。但正如前节所提到的那样，这种实施方式只能在治疗师的指导与督促下，依靠患者自行对森田理论进行学习、理解与实施，于是患者自身的理解力、领悟力与执行力便成了其中重要的组成部分，缺乏上述能力的患者最终需要的时间长度与起到的效果容易受到影响。

因此，现在临床上实施的森田疗法多是在门诊森田疗法的基础上进行进一步的改良，加强医生在其中的指导比重，或将森田疗法的理论融入通常的治疗中作为辅助。此外，也有一些民间的心理咨询团体在进行独立的研究，探索新的实践方式。

但在这个过程中，自然也无法避免地会遇到一些新的问题。

森田疗法通过各种作业疗法达到打破精神交互作用、打破被束缚状态目的。这些作业疗法也可以简称为一种"训练法"，这样更加易于学习与推广。但是门诊治疗不容易充分调动起患者作业的欲望，家属监督不能被患者接受，对于一些严重的患者无法达到住院式森田疗法那样的效果。

现在实施住院式森田疗法的部分医院为了取得更多患者的支持与配合，采用了省去了卧床期，直接采用药物治疗加作业法的方式，由医师不断鼓励、督促患者进行力所能及的各种活动，然后通过每天点滴一些维生素类的药物的方式令患者保持短暂的卧床。这种方式实施难度较低，但由于没有绝对卧床的设置，对部分难治的神经症患者难以达到经典住院式森田疗法的效果。

当前森田疗法面临的问题主要在于，虽然其方法易于学习、传播、推广，但是实施方式大多比较简单，还不能很好地将森田疗法理论所倡导的核心理念完整地体现出来。很多情况下一些患者或家属不容易相信这么简单的方法能治好这么难治的疾病。他们半信半疑地、没有全身心地投入作业疗法之中，也难以取得此疗法原本应有的理想效果。而传统的森田疗法，例如住院式森田疗法，虽然能够取得很好的效果，推广上却比较困难，愿意配合的患者也比较有限。

因此，为解决上述问题，很多研究者会考虑在保留森田疗法原有方法的同时与其他疗法进行一定程度的整合。本书所介绍的疗法便是一种将冥想、沙盘疗法与森田疗法有效整合后形成的心理疗法。这种疗法能够令心理治疗的内容变得丰富，降低患者初期适应的难度，减少可能出现的阻抗，提高患者的配合程度。通过与其他疗法进行整合的方式来扬长避短是本书提倡将森田疗法与冥想、沙盘疗法进行整合应用的根本原因。

第二章 传统沙盘疗法与冥想沙盘疗法

第一节 卡尔夫时代的沙盘疗法

沙盘疗法是一种通过让来访者在沙盘中自由摆放玩具摆件（沙具），进行作品制作的方式，达到了解其心态，治疗其心理症状的心理疗法。实施者多为心理咨询师或治疗师，被实施者则通常为他们的来访者。其中的沙盘是一种一米见方的无盖木盒，通常摆在离地约一米高的四脚架子上，内侧面与底面为蓝色，里面平铺着盒内体积约四分之一的干净细沙。与之配套的沙具整齐地摆在木制的架子上，有人物、动物、植物、幻想生物、建筑物、装饰物等，种类繁多，数量多则数千，少也需要数百。来访者可以自由取用这些沙具，在沙盘中随心所欲地制作属于自己的作品。细沙本身也是作品的一部分，堆起可作山川，拨开露出蓝底则为江河湖海，配上不同的沙具，可让每位来访者摆出属于自己风格的作品（图 2-1）。

因为沙盘作品可以在一定程度上看出制作者的心态，于是便有不少人对沙盘制作产生了一种误解，认为这是一种心理测试，能够让心理学家通过完成的作品来窥视制作者的内心，诊断出其心理问题甚至疾病。这种认识虽然不能说是完全错误的，但至少是不确切的。沙盘的确可以在一定程度上投射出制作者无意识的内心世界，有着相同症状的来访者所制作出的作品也的确容易出现相似的特征倾向，有经验的心理学家可以通过作品来猜测病名，也有相当大的比例能够猜中。但这毕竟只是猜测，无法作为诊断的依据。一个完善的检测、诊断工具是必须经过"标准化"处理的，必须最大限度地减少变量，减少主观臆断对结果产生的不确定性。也就是说，无论制作时间、实施环境的布置、沙具的种类等都必须严格统一，再对摆放过程进行精确到秒的计时记录，这才能够初步实现一个合格的心理检测的功能。但在实际操作中，这样做既不现实，又会令沙盘失去其最重要的

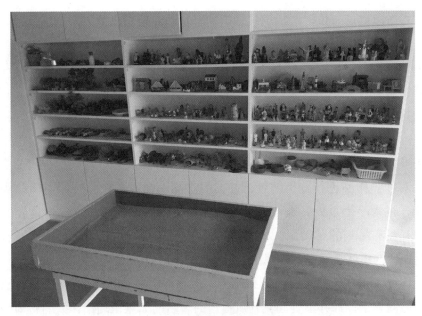

图 2-1　常见的沙盘室

功效，因此它最终并没有发展成像罗夏墨迹那样普遍的深层投射式心理检测，而是成为了一种以治疗为主要目的的心理疗法。

　　沙盘疗法作为一种现已成熟的心理疗法，其效果经历了数十年的验证，是毋庸置疑的。其中真正起到治疗效果的并非是大多数人认为的对作品的解读与说明，而是制作的过程本身，以及治疗师与来访者之间产生的移情关系。因开创者卡尔夫女士的来访者都是儿童，以及治疗过程看上去非常像一种游戏，所以沙盘疗法在很长一段时间里被认为是一种仅针对于儿童的疗法。但后来心理学界的研究表明，它的适用范围上至七八十岁的高龄者，下至 3 岁左右的幼儿，几乎能够覆盖全年龄段。而且其适用证也涵盖了从神经症到精神病等广大心理、精神疾病，对于部分先天性的精神发育障碍也能够取得一定程度的效果。

　　关于沙盘疗法的起源，最初的原型可以追溯到由洛温菲尔德所创的"世界技术"。这里的"世界"指的并不是我们正在生活的这个物理世界，而是指的存在于沙盘中的小小世界，也可以解释为制作者的内心世界。这种技法也被称为"游戏王国技术"，已经具备了沙盘疗法的雏形：让孩子们在有沙有水的盘子里摆放他们喜欢的各种玩具与模型，以此来"表现"他们的情绪与心理状态，"表达"他们所遇到的问题以及应付问题的方式。洛温菲尔德认为游戏本身便是重要的治疗因素和治愈途径，传统所强调的移情和解释并非特别重要。游戏本身即使没有解释，也能够起到有效的治疗作用。

但朵拉·卡尔夫对此有不同的看法（1972）。她承认游戏过程的重要性，但认为移情与解释也是同样重要的。这是沙盘疗法在发展过程中最具争议的部分，直至今日各派也没有达成共识。卡尔夫将"世界技术"发展为沙盘疗法，将原本的"有沙有水的盘子"改为"一米见方的蓝色无盖沙盒"，其形式已与现今的沙盘疗法极为相近。她重视治疗师与来访者之间的移情关系，积极地使用荣格的象征理论对沙盘作品进行分析解释，并提倡将同一个人的作品按照时间的顺序排列起来，视为一个系列。她认为由沙盘作品表现出来的来访者内心世界的意象（image）具有深刻的意义，认为道具的种类、摆放的位置、整个作品的结构等，都是制作者的集体无意识的表现。

集体无意识这个概念是由分析心理学的创始人荣格提出的（1922）。他本是弗洛伊德的弟子，却并不赞同其师所提出的著名的无意识理论：人的精神分为意识、前意识和无意识三层。他认为人的无意识有个体和非个体两个层面，个体的无意识（即个人无意识）是由个人的冲动、愿望、模糊的知觉以及经验所组成的，而非个体的无意识则包括祖先生命的残留，其内容能在一切人的心中找到，带有普遍性，故被称为"集体无意识"。

对此，荣格有一个很形象的比喻：高出水平面的一些小岛屿就好像人的个体意识的觉醒部分（相当于弗洛伊德理论中的意识与前意识的总和），只有潮汐运动时才能露出来的水面下的陆地部分代表个体的个人无意识（相当于弗洛伊德所说的无意识），岛屿下方最深处与其他岛屿或大陆相连的海床部分则是集体无意识。如果说每一个岛屿都代表一个个体的话，那么将所有岛屿都联系在一起的海床地基则代表了人类全体。

集体无意识是比个人无意识更加抽象的一个概念，但也是一个非常重要的概念。对它的解读也是多种多样的，一般来讲它被认为是一种代代相传的、无数同类经验在某一种族全体成员心理上的沉淀物，是一种典型的群体心理现象。

现代研究表明，在满足"一定条件"的前提下，制作沙盘的过程中制作者的无意识层能够上浮，并通过作品的形式表达出来。只是这一过程会受到自我意识的干扰，成年人的意识层相对坚固，无意识层较难上浮至表层，而儿童的意识层相对薄弱，受到的干扰较少，能够表现得更为彻底。简单来说，成年人在制作沙盘的时候很难像儿童那样随心所欲，而是更倾向于对沙盘作品有意识地设计与表达，但这种"刻意为之"反而会干扰沙盘疗法本身能够带来的效果。这也就是为何传统沙盘疗法更适用于儿童，对成年人的作用比较有限的原因。

而所谓的"一定条件"，指的是沙盘疗法所需的设置，其中最重要的当指"自由且受保护的空间"。

这个"空间"指的并不是一个单纯的物理空间，只有一间普通的屋子是远远不够的。"受保护"也不仅仅是要保护来访者的身体不受伤害，更重要的是心灵方面——要将其从充满压力甚至伤痛的现实生活中保护出来，令其远离指责与无止境的要求，尊重其个性以及情绪，无论那情绪是正面的还是负面的。

为了达到这一目的，这个实施沙盘治疗的空间要尽可能地远离来访者的日常生活，在物理上构成与日常生活截然不同的"空间"。治疗师要与来访者同处于这一空间中，对来访者表现出足够的理解、包容与尊重。这样，这个空间才真正能够变成一个对来访者而言自由且受保护的空间。

在这种环境下进行沙盘制作，来访者的无意识才能顺利地上浮，在表现的过程中进行内心的整理，同时在这一状态中，集体无意识之间的相互影响也会变得更加强烈。依旧以岛屿来举例的话，在制作沙盘的过程中，来访者与治疗师将单独处于同一个空间中，两人的集体无意识便是离得最近的两个岛屿，而无意识的上浮又令海床处于离水面最近的状态，因此此时来访者最容易受到来自治疗师无意识层的影响。这一现象与冥想沙盘疗法原理有关，后文会详细说明。

除了"自由且受保护的空间"之外的设置，在卡尔夫时代尚未完全确立，还停留在简单的"让孩子在室内自由地玩耍"这一阶段，而且对于玩耍的内容也没有明确的规定。在训练与传承方面，她也没有设计出一套标准程序化的训练法。她总是亲自对想要学习此疗法的新人进行手把手的启蒙与教导，无论是将沙盘疗法传入日本的河合隼雄，还是后来的秋山达子与织田尚生，都是在卡尔夫的亲身教导下制作自己的沙盘作品，然后用荣格的象征理论对其加以解释，这样进行体验式学习的。由于当时的沙盘疗法还缺乏完整的治疗架构，学习中的体会也很难用语言清晰地表达出来，直到后来的河合隼雄时代，它才真正成为了一种拥有完整设置的心理疗法。

第二节　河合隼雄时代的沙盘疗法

众所周知，河合隼雄是将卡尔夫的沙盘疗法传入日本，进行了适合日本的本土化改良，引入学院课堂并将其推广普及开来的第一人。在《箱庭疗法入门》（注：日语中将沙盘称为箱庭）（1969）一书中，河合隼雄介绍了沙盘疗法的标准实施方式。

首先，对来访者进行的指示是："请用这些沙子和玩具做些什么吧，什么都可以。"此时对制作内容与制作形式不加任何限制。其次，关于记录与询问方面，在当时也会有人一边制作沙盘一边交谈或进行说明，会将交谈的内容与沙具摆放的位置、顺序详细地记录下来，但这种做法很快被淘汰了。现代的沙盘治疗师通常不会做任何现场记录，只在结束后凭借记忆记录下要点内容。在作品完成后要询问来访者"能说明一下这是做的什么吗？"而在治疗过程中，治疗师在来访者制作沙盘作品的时候要一直陪在身边。这一点很重要。这种一直陪伴的方式可以表现出治疗师对来访者的持续关心。

然后，实施地点必须限定在游戏室内部，实施方式只限于沙盘，而不包括其他种类的游戏，实施时间为一次 50 分钟，1 周 1 次。制作沙盘的过程虽不会明确要求时间，但治疗时间不能超过 50 分钟。

在这个时期，沙盘治疗的实施对象已经不仅限于儿童了，河合隼雄也开始尝试对青少年乃至成年人实施该疗法，并取得了比较理想的效果。沙盘疗法也正式从当初"世界技术"时期的"通过自由玩耍来恢复孩子的天性"阶段，步入了"通过沙盘来表现内心世界，从而释放自我"的阶段，从单纯的游戏疗法中分离了出来。

河合隼雄虽然也会对制作完成的沙盘作品进行解释，但并不像卡尔夫一样坚定地将所有意象都彻底遵照荣格的象征理论。他在书中写道："这并不是一种绝对的、毫不动摇的东西，只是一种'可以从这个角度去理解来访者，从中获得一定启示'的方法。虽然在对沙盘作品进行解释时主要还是会参考荣格与卡尔夫的理论，但也应能做到不被这些理论所束缚。"

这种理念在他许多著作中都有所体现。他不再将象征理论视为唯一的硬性教条，而是更多地关注在治疗过程中治疗师与来访者双方产生的"感觉""感悟"。对作品的直观感觉，以及来访者自身对作品的解读，这两点也成了解释作品时的重要参考。"感觉"一词非常抽象，没有程序化的教程，也没有标准的答案，只能通过自身的经验以及感悟去积累和磨炼，这也是沙盘疗法中最精髓的部分。

此外，河合隼雄提出了可以从统合性、空间分布与主题等角度去理解沙盘的表现。

统合性是指沙盘作品给人的整体感觉。这种感觉包括但不限于单纯的直观印象。治疗师要关注的是作品是分离成了几个部分还是保持着一个整体，是杂乱还是整齐，内容是否单调统一且缺乏变化，布局是拥挤还是松散等。但这些概念也是在时刻变化着的，所以治疗师需要去了解来访者在制作时的感受。

空间分布是指摆件在作品中的位置，也包括河流、队列等的行进方向，沙具的面向等含义。河合隼雄将笔迹学中的"空间象征理论"运用到了沙盘分析中，尝试寻找位置、方向与象征意义之间的关联性。其中比较具有代表性的部分是"左"与"右"。河合隼雄认为沙盘的左侧代表过去，右侧代表未来，河流等的流向或沙具的面向全部向左代表能量的减退，向右则代表了能量的涌现与奋进。这种观点经大量实践验证，现在也被广泛地运用到了人物画与画树心理测验等的分析解释当中。

河合隼雄还认为，需要格外重视"被分隔开或封锁起来的区域"的变化。比如一直被包围封锁起来的区域在某次被打开，关在里面的沙具变得能够自由进出或直接被放到了外面，又或者本来自由的沙具在某次被封锁了起来，这些都是具有象征性意义的，代表来访者的内心整合状态出现了一个比较大的转变。

另外一种非常重要的空间分布当属曼陀罗构图。它在卡尔夫时代就被提出并受到重视，被认为是自我的象征，或者身心统合的标志。

曼陀罗最初是一个佛教术语，指的是筑起一个或方或圆的土坛，将诸天、诸佛、诸菩萨按照一定的规则安置其中，组成曼陀罗法界，防止诸天魔众的入侵。这一景象化为图腾便形成了"曼陀罗"一词的印象。这是一个深具神秘感与宗教色彩的词汇，在中国、日本、韩国等以无神论者为主的大环境中，本应是与大多数人无缘的。但很奇妙的是，哪怕是对宗教信仰嗤之以鼻的、坚定的无神论者，在制作沙盘的时候也时常会选用带有浓厚宗教色彩的沙具，有时还会摆出像献祭、崇拜等宗教仪式感强烈的构图（图 2-2）。

曼陀罗构图是其中最常见也是最重要的一种。若一个沙盘作品正中央摆着一件沙具，其余沙具以此为中心呈规整的同心圆结构，则称这种构图为曼陀罗结构，而这种现象被称为中心化现象。我们通常认为位于中央的那件沙具具有极其

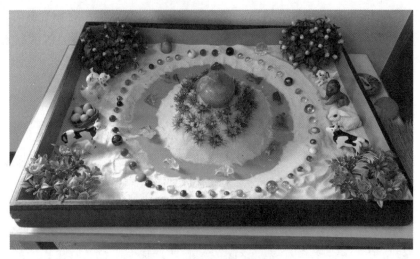

图 2-2　沙盘中的曼陀罗构图

深刻的象征意义，象征着自我的统合与显现。之所以说这种构图重要，是因为实践证明，一旦曼陀罗式作品出现，来访者便有极大的概率症状减轻、病情好转。而且这种现象并不会因来访者的国籍、文化背景、宗教信仰不同而有所不同，是全世界共有的一种现象，也是治疗过程中的一个关键点。

　　河合隼雄提出的第三点是主题。他认为随着来访者一次次沙盘表现的发展去进行系列性观察的话，一定能够在其中发现某种具有意义的"主题"。比如在沙盘的进行过程中，经常会存在一个代表自我的人物沙具，他会连续数次出现，在沙盘的世界中走入死路，彷徨无措，不知如何是好，然后在某一次制作中这条"死路"突然被打通了，或者这个沙具经历了死亡却又再次重生了。这样一系列的表现代表的是：过去的那个患病的自己死去了，全新的、健康的自己诞生了。因此这个主题被称为"死亡与新生"，是在治疗过程顺利的情况下经常能观察到的一个主题。

　　但河合隼雄同时也强调，无论是统合性、空间分布还是主题，都不单纯是一个要去进行理论分析的东西，而是要在良好的治疗关系的基础上，由治疗师直接用身体感觉去得到这样一种印象。

　　关于移情关系，河合隼雄用"接纳"与"解释"之间的关系进行了说明："如果只看表面意思，'无条件地接纳'与'对作品进行解释'这两者似乎是彼此冲突的，但其实两者之间是相辅相成的关系。一方面，来访者在治疗师那种接纳包容的态度的支持下进行沙盘制作，而治疗师则通过解释作品来接触和了解来访者

的内心世界，这样才能更好地接纳包容；另一方面，来访者对自己进行的沙盘
（内心）表现会逐渐有所理解、有所感悟，他们也可以在治疗师的保护与支持下
进一步对自己更深处的内心世界进行探索。治疗在这种相辅相成的关系中得以进
展。这样，通过沙盘这一媒介，治疗师与来访者都能够在制作沙盘的过程中，以
及在面对完成后的作品时，感受、解读出一些东西，以此加深相互之间的关系。"

　　河合隼雄的学说对沙盘疗法的发展起到了举足轻重的作用。他在明确沙盘
疗法的相关设置的同时，打破了以荣格的象征理论为唯一参照的约束，提出注重
"感觉"的解释方式，并令其在日本得到了充分的推广与普及，形成了现今绝大
多数沙盘疗法的理论与实践的基本形式。

　　只是在实际的推广过程中，这种传统的沙盘疗法又面临着新的问题与挑战。

第三节　传统沙盘疗法所面临的问题

　　第一个问题是沙盘疗法所独有的问题。河合隼雄在其理论中反复强调"现场
感觉"的重要性，以及需要"在尊重制作者的主观感受"的前提下"依靠自身经
验""随机应变地"进行作品解释。要做到这一点是需要有深厚的专业底蕴与大
量的实践经验的。但在实际的学习与传承过程中，无论是进行指导的一方还是接
受指导的一方，通常都不具备如此深厚的底蕴，以至于学习的内容越来越流于表
面形式，"参考"也变成了"硬性教条"，结果大幅偏离了河合隼雄最初的理念。

　　举一个作者亲身经历的例子吧。在作者 30 多岁的时候，接受过河合隼雄的
弟子 A 先生的心理督导，进行了数十小时的训练。河合隼雄的沙盘疗法也同卡尔
夫的一样十分重视心理督导，指导者和来访者会一对一地进行实际体验式学习，
亲身感受由移情关系加深所带来的沙盘表现的变化。作者那时与家人之间尚有一
些还未解决的矛盾纠葛，自身也带有部分神经症性的症状，可以说是最理想的
来访者扮演者。但在接受督导期间，作者并没有感到任何症状的缓解，反而产生
了一种窒息感。

　　A 先生对沙盘的记录是极其严格与详尽的，来访者的每一个小动作几乎都会
被他观察、捕捉到，然后被一条一条地记录下来。这期间作者若是有任何放松的

迹象，则立刻会被指出并训斥："你要是再这样不认真就别来了！"而进行作品解释的时候，A先生总是用一种不容反驳的语气："你还没有真正地去面对你的母亲。""这个害怕大蛇的少年就是你。"虽然作者感到完全无法接受这些结论，但却迫于A先生的威严，并没能提出什么异议。若说这个督导过程产生了什么移情关系的话，大概便是对权威产生的恐惧感吧，压得人喘不过气来。也许这其中也有他只是把作者当成学生而不是来访者的原因。

那么，像大学课堂以及培训机构普遍采用的集体训练又如何呢？

这种训练通常会先在小组中选出一个沙盘制作者，在这个人制作的时候其余人在周围安静地进行观察，在完成后由观察者依次说出自己的感想。这些感想有时也会包含一些由自身经验带来的联想，但更多的还是通过空间象征理论或荣格象征理论进行的分析，又或者是参考河合隼雄的沙盘表现学说对作品的印象进行的描述。当所有人说完之后才会让制作者发言，说一下自己的想法与感受。

作者曾参加过这样一次由培训机构组织的沙盘疗法培训。参加者一共10人，要依次进行沙盘制作。第一个人在沙盘中摆放了被栅栏包围的房子和院子，栅栏外面是公路和森林，森林里放进了老虎和蛇之类的动物。做完之后，周围观察他的参加者开始发言。其中一人问："可以问你一个问题吗？你自己在这个沙盘的什么地方呢？"制作者答道："我应该是在那个房子里面。"提问的人便这样说了："我的感觉是，外面的世界对你来说是非常可怕的，所以你才会一直躲在家中，建立心理防线，尽量不与其他人接触。房子周围的栅栏也是这种防线的一种体现。"下一个人说："我认为左侧的森林与其中的老虎应该是表现了你的愤怒情绪与攻击性，你自己应该还没有注意到这一点。"另一个年轻的参加者说："我联想到了青春期的自己，我那时也对接触外界带有很强的恐惧，你的心情我可以理解。"

像这样周围人一个接一个地说出感想，去解读制作者的内心，话题在本人几乎没有参与的情况下不断进展，还收获了许多一厢情愿的"理解"与"支持"。在这种被完全包围的情况下，直接的反驳是不被允许的，哪怕真的有人打破应有的进程来申辩自己的主张，也会被无敌金句"这是你自己也没有注意到的"封住口舌。

这一次也没有例外，制作者只能在最后说一下自己的想法，带着复杂的表情："我摆出了一个森林，大概是因为现在自己住的地方太缺乏大自然的气息的缘故。森林中的老虎对我来说并不是危险的象征，相反，是我非常喜欢的一种动物。蛇在我心里代表的是大自然中鲜活的生命。"然后，他当然也不得不去补充那一句"约定俗成"："但还是非常感谢大家的感想，让我认识到了许多平时没有意识到的东西。"

而指导者似乎也完全不在意之前众人的妄自猜测几乎完全"脱靶"这一事实，理所当然地进行了总结："沙盘的训练就是要像这样，让别人指出自己平时没有意识到的部分，从而加深对自身的认识。我认为，这样反复训练下去的话，你也总有一天能将心中的栅栏打开，走向外面的世界的。"这样给制作者的内心直接定了性。

作者一直很怀疑，这种照本宣科的训练是否真的有意义。说到底，河合隼雄在其著作中明确地表示过，单次的作品是难以进行解释的，要以整个系列为单位去进行分析，象征理论也只是解释时的一种参考。像这样对一个几乎一无所知的人的单次作品，按照象征理论教条地进行断言式解释，也不接受制作者本人的反对意见，这种不顾事实，只追求"正确答案"的训练，作者认为可能弊大于利。观察者会变得笃信教条，懒于思考，忽视事实；制作者的内心世界也会一定程度上被外界所支配、操纵，离"真正的自我"越来越远。

第二个问题是一切建立在移情关系基础上的疗法都面临着的问题，那便是这种关系所带来的弊端。

移情关系可说是现代心理疗法的基础，无论是精神分析疗法、来访者中心疗法还是沙盘疗法，其中能深入无意识层起到根本性效果的部分几乎都来自治疗师与来访者之间建立起来的移情、反移情关系。这种特殊的治疗关系能够填补来访者生活中缺失的关系，从而令其安定下来，慢慢恢复平稳的心态，回归正常的生活。

沙盘疗法在卡尔夫时代提出的"母子一体阶段"，其本质便是强烈的移情关系。她在《沙游在心理治疗中的作用》（1972）一书中是这样进行说明的："在我的治疗工作中，我给自己的首要任务是，在治疗关系中为孩子创造一个自由且受保护的空间。要在治疗情境下创造出自由空间，治疗师必须完全接纳孩子，并且像这个孩子一样投入地参与到眼前将要发生的每一个事件中。让孩子感受到，不管他在绝望时还是快乐时，都不再是孤独一人，他就会觉得这个外部环境是既自由又安全的。这样的一种信任关系的建立非常重要，因为它重新构造了儿童发展的第一阶段，也就是母子一体阶段。只有通过这个阶段，个体的心理发展才能够得到内部休养，并从中滋养出人格发展、智商发展以及心灵发展所必需的力量。"

也就是说，治疗师将在这种治疗关系中成为孩子临时的"母亲"，去填补他在日常生活中未能汲取的充足的母爱，令其情绪得到安抚、稳定，逐步回归正常的生活轨迹中。这种关系在卡尔夫的实践生涯中并没有引起过太大的问题，那是因为她本身是一位充满了母爱的女性，她的来访者又全部都是儿童的缘故。儿童的自然发展规律决定了只要他们汲取了足够的母爱，便自然而然地会开始尝试独立，去融入更大的集体当中，而非无止境地过度依赖。但当这一疗法被推广开来，来访者也从仅限儿童扩展为了以青少年为主的全年龄范围时，有些问题便清晰地凸显了出来。

心理治疗师因为职业的关系，通常是非常"善解人意"的。对来访者所遭受的痛苦非常理解、包容，还很"感同身受"，让人不由自主地产生信赖感。虽然这其实只是限定在治疗时间内的一种职业态度，但对情绪不稳、脆弱敏感的来访者来说却很容易过度依赖于此，甚至会将其当成救命的稻草。毕竟在一般的现实生活中，是不会存在如此"完美无缺"的人的。来访者会在治疗师身上寻找自己一直渴望却求之不得的关系的幻影，把治疗师当成父母，或恋爱对象，或人生导师。但实际上治疗师却无法真正成为对方的父母、恋人，也无法为对方的人生选择负起责任。

而一旦这种移情关系失控，造成的后果经常会相当严重。来访者会开始过度依赖治疗师，向其倾注过多的情感，同时渴望着对方的回应与相应的回报。治疗师则会感到这份感情以及与对方的关系越来越沉重，从"要让其痊愈"不知不觉地慢慢变成"要为其整个人生负责"的状态。当治疗师无法回应这沉重的感情并试图远离的时候，来访者就会感到"被背叛"，从而受到严重的二次伤害。这可能会导致症状恶化，也可能会令他一蹶不振，又或转而采取过激行为，最后将双方的关系与生活都搅得一团糟。这在心理治疗的设置还没有确立起来的时代有很多惨痛的教训。

现今心理治疗的基本设置，例如一次50分钟或1个小时，一周只在固定时间进行一次，必须在固定的治疗室中进行，除治疗时间之外治疗师与来访者不得有私人交往。这些规定最主要的作用就是为了将治疗师与来访者之间的关系限制在一个可控的范围之内。

这些设置的确大幅降低了移情关系失控的风险，但也并不意味着所有的弊端都已经消除了。

首先，治疗师必须时刻留意自己的话语对双方关系造成的影响，不断地观察、评估，并对关系进行调整，令其始终保持在一个适当的范围内。同时，随着关系的加深，治疗师的一言一行经常会对来访者造成难以想象的深远影响，这份责任也会变成一种巨大的压力，令治疗师身心俱疲。

其次，来访者无可避免地会对治疗师产生依赖，这在非常强调移情关系，甚至会刻意去强化这种关系的精神分析疗法中体现得最为明显。精神分析疗法的来访者进行治疗的时间通常远远长于其他疗法，咨询次数动辄上百次乃至数百次，周期长达数年，甚至长达十几年的案例也并不少见。在咨询期间来访者的确能够基本维持正常的生活，但这完全建立在治疗关系稳定的基础上。一旦在预定的时间治疗师未能正常进行咨询，部分来访者便极易陷入一种情绪混乱的状态之中，时而愤怒，时而消沉，时而暴躁，时而惶恐不安，相当痛苦。也因此，来访者很难脱离这种关系，难以忍受咨询的终止。这也就是精神分析疗法的治疗经常会长达数年乃至十几年的根本原因。其他流派的移情关系相对较浅，此类问题没有表现得如此突出，但或多或少都是存在的。

因此，作者开始思考有没有不通过建立移情关系便能够对来访者的无意识层造成影响，激发"自愈之力"的方法。就在这个时期，作者的恩师织田尚生先生提出了将冥想与沙盘结合在一起的方式，认为这种冥想沙盘可以直接作用于来访者的无意识，起到强力的治愈效果。

第四节　冥想沙盘疗法的诞生

织田尚生与河合隼雄同样接受过卡尔夫的亲自指导，并在回到日本后展开了与河合隼雄方向不同的研究。虽然其影响力与知名度远不及河合隼雄，但他的研究同样对沙盘疗法的改良具有很大影响。织田首先提出，沙盘疗法在实践过程中可能会因为其中的移情关系而让治疗师对来访者产生支配性的影响，他也针对这一点着手对沙盘疗法进行了系统的研究与改良。

织田非常重视治疗师与来访者之间的心理距离。他在《现代箱庭疗法》（2008）一书中这样写道："治疗师不能被来访者过度影响，也不能去过度影响来访者。双方的心理距离太远的话起不到治疗的作用，但太近又会导致彼此融合，将对方卷入自己的内心世界中，这种情况下自身的自愈力也将无法发挥作用。"

他认为只有治疗师和来访者双方保持适当的心理距离，才能够顺利激发来访者的自愈力，获得理想的治疗效果。为了能够在沙盘治疗中保持适当的心理距离，他尝试将冥想融入沙盘制作之中。他是这样对实施过程进行描述的："我在来访者通过沙盘来表现自己内心世界的时候，并不去直接观察作品的制作过程，而是坐在一把带扶手的椅子上，尽量放松自己，努力去打开自己的内心。在这个过程中我的心中会自然而然地浮现出一些意象。我坐的位置与沙盘之间是有一些距离的，只要不是刻意去看，便看不到制作的过程。但我虽然没有在现实中参与制作，却很可能会在想象的世界中去进行沙盘的制作，脑中也经常会浮现出一些与最终制作出来的沙盘表现相关的意象。"

这种"放松自己，打开内心"的过程便是冥想。治疗者要闭上眼睛，让身体放松，尽量排除脑中的杂念，而后心中便会自然地浮现出一些不受主观意志控制的意象。那些意象有时会是零星的画面，有时会是情景片段，也有时会是关于沙盘的想象。织田会将这些意象准确地捕捉到，记录下来，并去研究这些意象与来访者的沙盘表现之间的对应关系。

经反复实践之后，织田发现治疗师在冥想时脑中浮现出的意象与来访者的沙盘表现之间有很大的概率是存在着某种关联的。不但如此，很多时候来访者的身体症状都可能会在治疗师的身上出现。这是一种奇妙的现象，并不需要刻意去控制什么，现象就会自然而然地出现。

织田认为这种现象证明了荣格所说的集体无意识的存在。在进行冥想沙盘的过程中，治疗师通过冥想潜入无意识层，而来访者通过沙盘制作令无意识层上浮，双方的无意识将会通过集体无意识的通道"连接"在一起，进行深层无意识的交流。这种交流能够让沙盘表现的中心化现象（曼陀罗构图）出现，来访者的症状与痛苦也会因此得到缓和。因为症状的好转主要是由于无意识交流产生的作用，所以没有必要刻意对其进行意识化，也就没有必要再去对沙盘作品进行解释与分析了。

不仅如此，这种冥想沙盘也有利于保持适当的心理距离。对此，织田提出了一个"极近又极远"的概念，认为这是所有心理疗法中的治疗关系成立所必不可少的条件。

"治疗师与来访者之间应有一定的亲密性，同时又必须被严格地分割开，双方之间的距离既不能太近，又不太能远，治疗师会因为两者关系的恰到好处而使来访者容易产生一些治愈性的变化。这种现象在分析心理学上被称为布置（constellation）。"

"为了将治疗师与来访者适当拉开距离，我们采取了运用想象力的方法。治疗师进入冥想的同时，与来访者之间便产生了一定的距离，这是仅靠保持物理上的距离所无法达到的效果。治疗师在进行冥想的时候，因潜入内心世界而对外在对象（来访者）之间产生距离，却又因深层无意识中的相遇而没有距离。来访者所拥有的自愈力因此得到激发，对治疗师与来访者双方都会产生积极的影响。"

织田认为通过无意识中的"连接"所进行的"交流"是双向的。来访者的痛苦与症状会流向治疗师，治疗师身上产生的自愈性变化则流向来访者，此后被激发出来的来访者的自愈力会再次流向治疗师。也就是说，这种"连接"的成立不但可以治疗来访者的心灵创伤，对治疗师的精神健康也大有益处，可以缓解其在治疗工作中积累下来的压力。

此外，织田还提出在沙盘制作的过程中，一旦来访者将内心投射到沙盘里，那些沙具与沙子对于来访者而言便不再是单纯的物品，而是具有了精神意义上的功能。这一点在织田的冥想沙盘中备受重视。那些具备物质与精神双重意义的物品会在名为"想象"的身体感觉的作用下，令来访者与治疗师双方都产生出一种"它们也拥有生命"的感觉。这种感觉与中心化现象一样，在治疗过程中具有重大的意义。

但令人遗憾的是，实践证明，接受织田式冥想沙盘疗法的来访者后期也同样出现了移情关系特有的问题，而且比传统沙盘疗法的问题还要更加严重一些。虽然在几乎不进行任何言语交流的情况下依旧出现了移情现象这一点从侧面证明了治疗师通过"连接"的确能够给来访者造成很强的印象，但这种结果并不是我们所追求的。加上织田老师的突然离世，寻找问题出现的原因以及解决方法便成为了作者自己的课题。

经过数年的研究与摸索，作者发现问题出现在冥想的过程中对意象进行捕捉这一点上。

事实上，织田老师虽然在理论上认为"意象"应是"自然而然"地出现的，但在原始的自然状态下，意象生成的频率是很低的，不利于后来将意象与沙盘表现进行对比的研究。因此，他采取了一种类似自由联想法的方式对想象力进行了训练。

作者也接受了类似的训练。训练时作者要闭上眼睛躺在躺椅上，身为指导者的织田老师则坐在椅背后方，一个不远但看不见作者的位置。在接下来的50分钟里，作者要将心中自然浮现出来的意象进行报告。这种报告是有细节方面的要求的，若只"看"到模糊暧昧的意象，还会被要求"捕捉得再认真一些"。经过几年的训练，作者脑中浮现出的意象从最初的日常风景变为了儿时的一些心理创伤，最终开始出现一些类似荣格所说的神性意象，而此期间作者对老师产生的移情也越发强烈了起来。

但这种"想象"与"捕捉"并非真正的"自然而然"。这一过程应也像移情关系一样，会令治疗师在无意中对来访者造成入侵与支配，而且这一切直接发生在了无意识层中，因此影响比一般通过语言进行的治疗要更加强烈。

找到了问题的症结之后，作者便开始思考解决方法。就在此时，作者重新接触到了森田疗法的理论，其中关于"自然"的理解令作者茅塞顿开，最终成功地将冥想沙盘疗法进行了改良并与森田疗法结合在了一起，解决了一直以来各疗法所面临的问题，并取得了理想的治疗效果。

第三章 冥想沙盘疗法与森田疗法的整合

第一节 冥想沙盘疗法的改良

织田尚生老师所开创的冥想沙盘疗法在冥想的过程中会进行想象拓展与意象捕捉。这一过程会令治疗师的主观意识进入无意识层，使流向来访者的力量具有了指向性与目的性，在结果上产生与移情关系类似的现象，引起了一些问题。那么，若冥想的过程能真正像理论中形容的那样"自然而然"，问题是否就能够得到解决呢。为了寻求这个答案，作者开始了关于"自然"这一概念的研究，因此接触了森田疗法的理论与中国的道家思想。

中国的道家有不少关于冥想的描述。例如庄子在《齐物论》一书开篇这样写道：

"南郭子綦隐机而坐，仰天而嘘，荅焉似丧其耦。颜成子游立侍乎前，曰：'何居乎？形固可使如槁木，而心固可使如死灰乎？今之隐机者，非昔之隐机者也。'子綦曰：'偃，不亦善乎，而问之也？今者吾丧我，汝知之乎？'"

其意为：南郭子綦靠着几案而坐，仰首向天缓缓地吐着气，那离神去智的样子真好像精神脱出了躯体。他的学生颜成子游陪站在跟前说道：'这是怎么啦？形体诚然可以使它像干枯的树木，精神和思想难道也可以使它像死灰那样吗？你今天凭几而坐，跟往昔凭几而坐的情景大不一样呢。"子綦回答说："你这个问题不是问得很好吗？今天我忘掉了自己，你知道吗？"

此处所形容的状态在道家被称为"坐忘无我"，是打坐冥想的一种最基本的状态。这种冥想并不需要将注意力集中起来，而是要令其扩散，融入周围的环境之中，追求一种"人与天地浑然一体，无心无我"的状态。

《逍遥游》一书中也有大量关于这种状态的描述：

"若夫乘天地之正，而御六气之辩，以游无穷者，彼且恶乎待哉？故曰：至人无己，神人无功，圣人无名。"

意为：若能够遵循宇宙万物的规律，掌握"六气"的变化，便能遨游于无穷无尽的境域，难道还需要仰仗什么身外之物吗？所以才说，道德修养高尚的"至人"能够达到忘我的境界，精神世界完全超脱物外的"神人"心中不再有功名和事业，思想修养完全臻于完美的"圣人"从不去追求名誉和地位。

若超脱至忘我境界，便可自由遨游于天地之间，又可化身万物，不再有任何束缚。"北冥有鱼，其名为鲲。鲲之大，不知其几千里也；化而为鸟，其名为鹏。鹏之背，不知其几千里也；怒而飞，其翼若垂天之云。是鸟也，海运则将徙于南冥。"这一段被认为是庄子进入忘我状态之后化身"鲲鹏"在天地之间自由翱翔的经历。

而著名的"庄周梦蝶"，也被认为是庄子处于冥想状态时经历过的奇妙体验：

"昔者庄周梦为胡蝶，栩栩然胡蝶也，自喻适志与！不知周也。俄然觉，则蘧蘧然周也。不知周之梦为胡蝶与，胡蝶之梦为周与？周与胡蝶，则必有分矣。此之谓物化。"

意为：过去庄周梦见自己变成蝴蝶，是很生动、很逼真的一只蝴蝶，感到多么愉快和惬意啊，已然不知自己原本竟是庄周。待突然醒过来后，惊惶不定间他方知自己原来是庄周。不知是庄周梦中变成了蝴蝶呢，还是蝴蝶梦中变成了庄周？庄周与蝴蝶必然是有区别的。这就可以叫做物与我之间的交融和转化。

这种境界也同时体现了道家的"大道归一"的理念，即万事万物既都来自于道，最终也都会归于道，大道时而化为庄周，时而化为蝴蝶，两者本身并无差别。超脱了一切束缚，自然也不会被人世间狭隘的价值观所困。

自作者开始研习道家典籍之后，心境方面有了很大的提升，心态变得更加平和，眼界也变得更加广阔了。作者开始尝试道家的冥想方式，将自己彻底放松，意识也扩散开来，与周围的环境融为一体。虽然未能体会到"其翼若垂天之云"那般浩大与洒脱的感觉，但已经能够比较轻易地进入"浑然忘我"的境界了。

那是一种介于睡与醒之间的奇妙状态，身体非常放松，呼吸也变得轻盈，各种杂念像潮水一样退去，心情也变得非常宁静。在这种状态中，"我"的存在变得模糊，意识好像已经脱离了身体，融入了周围的空气之中，分辨不出自己现在身在何处。但人并没有这样睡过去，周围的一切响动依旧清晰可闻，甚至一切身体的感觉都变得敏锐了起来，能感觉到阳光带来的暖意，能闻到空气中的味道，有微风吹拂的感觉，能听见周围细碎的声响。一切都非常清晰，却也都无关紧要——此时已经不再会去思考什么，也不会再去评价什么，所有的一切都变成了一声长叹："啊，它们就在这里。"只是存在，不附带任何感情色彩，这可能就是世界最原始又最真实的模样吧。

作者在这种状态中感受到了"道"，也体会到了森田所说的"事实唯真""烦恼即菩提"。而在这种冥想结束之后，作者也确实像是洗掉了沉重的秽物一样，感到压力骤减，身心舒畅，连眼中的世界也有了些许变化，变得色彩鲜明，富有生机。

作者认为，这种道家的冥想方式更加适合冥想沙盘。首先由治疗师通过冥想的方式令自身产生治愈性的变化，然后这种变化便能够通过双方集体无意识中的"连接"流向来访者，从而达到治愈来访者的目的。这其中也不会存在任何目的性与指向性，治疗师只需要专注地维持自身"道"的状态即可，这样来访者也自然而然地会向"道"靠拢，从"被束缚"的状态中解放出来。

此外，这种实施方式并不需要在治疗师与来访者之间建立某种特定的关系，取而代之的是要重视"对自身的关系性"。这一概念最初由织田尚生提出，但在改良后的冥想沙盘疗法中才首次得到了真正意义上的实现。

"对自身的关系性"是指治疗师虽与来访者单独处于一个封闭的空间中，却不去刻意关注对方，而是专心地面对自身的一种关系。治疗师只关注自身是否处于"道"的状态，这样来访者也能够更专注地面对自己，不需要在意任何人的看法。

在此基础上，作者又进行了门诊森田疗法中的日记指导法。这样双管齐下，能够在尽量短的时间内令来访者有所体会，有所感悟，打破自身的思想矛盾与精神交互作用。自此，冥想沙盘疗法与门诊森田疗法的整合疗法正式成型。

第二节　冥想沙盘森田整合疗法

因冥想沙盘疗法与门诊森田疗法的整合疗法这个称呼过于冗长，此后文中将简称其为"整合疗法"。

想要熟练地掌握这种整合疗法，重要的并不是具体的概念与理论知识，而是治疗师的思想境界与冥想深度。治疗师的思想境界越高，冥想深度越深，治疗的效果越好。因此对森田理论与道家思想的理解，以及对冥想的练习便成了学习本疗法过程中最关键的部分。若这些基础的部分未能体悟的话，就算按照规定进行徒具形式的实践，其效果也会受到影响。

整合疗法的设置原则上是两周一次，一次 50 分钟。之所以间隔是两周，主要出于对来访者心理上以及经济上的考量。这样的间隔不至于给他们带来太大的负担，又可以保证稳定的效果。按照惯例一周一次也是可以的，但治疗所带来的效果并不一定会因此有什么根本性的变化。举例来说，假设某位来访者按照两周一次的频率进行治疗，在第 3 个月的时候有了明显的好转，那么按照一周一次的频率进行的话，好转的时机大致还会在第 3 个月。不仅如此，对于那些极为敏感、行动意欲又有限的来访者来说，过高的治疗频率还有可能引起一定程度的阻抗。因此，作者推荐以两周一次的频率进行治疗。

具体实施过程通常可分为 3 个部分：前 20 分钟进行门诊森田疗法的日记指导；接下来 10 ~ 15 分钟是共同冥想环节；剩下的时间则是冥想沙盘环节和共同观察讨论作品环节，此部分即改良版冥想沙盘疗法的实施。

一、门诊森田疗法环节

此环节通过指导来访者的生活活动，并让来访者每日书写日记，然后由治疗师在日记下面写下点评的方式对来访者的思想矛盾与精神交互作用进行打破，从而达到提高心理素质、激活生的欲望、进一步投入有建设性意义的行动的目的。这种对生活方式与思维模式的指导对具有完美主义、自责、自卑等人格倾向特征的来访者尤为重要，可以有效缓解症状，防止复发。

在这一环节中，治疗师首先要对来访者进行该疗法的相关介绍，并告知其需要每日写一篇简短的日记。日记的形式如下。

某月某日　天气：

起床时间：

上午：

下午：

今日的感想：

就寝时间：

通过这种形式来简单记录这一天具体都做了些什么事，以及有什么感想或者印象深刻的事情。每一条都不必写得很长，在开始的时候不要对内容或方向有任何要求，让来访者随心所欲地去写即可，但要强调必须如实记录。

心理治疗师点评时，需要注意不可一次性写太多，若同一个问题在一个治疗周期中反复出现，只需提出一次，以鼓励和引导为主，语气不可强硬，不可操之过急。

从起床时间与就寝时间可以了解来访者的作息，要令其作息规律，保持充足的睡眠。从上午与下午的记录中可以大致了解来访者的日常活动，要鼓励其多进行身体方面的活动，多接触一些自然风景，尽量减少思维活动的时间。若发现日记中写到了例如散步、游泳、远足等身体活动，或手工作业、家务、学习、工作等内容，要划出并对此加以肯定和鼓励。

"今日的感想"是日记中最重要的部分，它记录了来访者的感受、思考、感悟与转变。在最初的时候通常会在此写下许多负面的思考，要耐心地建议他们接受自身的这些想法与感受，不要去排斥它们，但也不要过度地去关注它们，而是尽量将注意力放在外界。去看看窗外的风景、周围的花草树木，去关注身体活动、锻炼，去关注正能量的事等，不关注负面情绪、负性事件、不适感觉。意在切断注意与负性情绪之间的精神交互作用，让不好的情绪就这样静静流走。

治疗师可以指出他们过度的精神交互作用造成的负面影响，说明不去关注症状的重要性与必要性，首先令来访者在道理上明白这么做的根据。但就算明白了道理，来访者通常依旧难以做到不去关注负性事件、情绪以及不适的感觉，这就需要通过后面的冥想沙盘疗法将他们的感官打开，使他们感觉到外面阳光明媚、鸟语花香、生活美好。通过与以往对比，使他们有直接的感悟，达到注意的方向转变的目的，从而不知不觉地放弃过度精神交互作用。

无论如何，治疗师都不可急躁，建言只需点到为止即可，若表现出对治疗进程的不满或明显的期待，则可能会导致来访者为了讨好治疗师而写下不实内容，也可能会建立起意料之外的移情关系，不利于治疗的进行。

二、共同冥想环节

在这一环节中要求来访者与治疗师一同进入冥想状态。这种冥想对来访者的要求并不高，只需告知其："坐在椅子上，闭上眼睛，放松身体，把注意力'轻轻地'放在自己的呼吸上，尽量让呼吸平缓悠长。不要刻意去想什么，将杂念排除掉。如果杂念还是出现了，要让它们自然流逝，不要深究和关注。"然后告知：

"当我说可以了的时候就请去制作沙盘。"通常来访者都是难以放松下来的，也很难将脑中的杂念排除干净。但这没有太大关系，这一环节的关键点主要在于治疗师方的冥想状态。

治疗师需要进行专门的冥想训练（详见第五章），要令自己彻底放松，调整呼吸，慢慢将自身与周围环境融为一体。在这一环节中有时治疗师会产生些许不适的感觉，比如轻微的头痛、胸闷或者坐立不安的焦躁感，而且这些感觉的类型会与本次来访者的症状有所关联。这是双方在集体无意识中建立"连接"所产生的一种正常现象，无须刻意进行关注，只需要专注地调整呼吸进行冥想即可，不适的感觉将在沙盘制作完毕时自行消失。

深度的冥想是一种很特殊的状态，会从手脚开始感到身体的感觉逐渐远去，意识慢慢下沉，沉入了一个与睡眠状态不同的地方。此时的意识应是非常放松的，不需要向任何方向集中注意力。放松到了极点便会开始扩散，自身与周围环境的边界会变得模糊暧昧。然后"我"这个概念便消散了，会产生一种自己变成了这个空间的一部分的感觉。

这个环节所需的时间一般为 10 ~ 15 分钟，具体时长取决于双方的冥想状态。如果来访者的状态很好，治疗师这边也较易深入。最理想的状态是感到自己已经开始进入那种半睡半醒的状态了，此时便可以开口让来访者去进行沙盘制作了。反之，若双方中的任何一方杂念过多，无法静心，冥想就会变得难以深入。这种情况下要尽量维持自身的状态，坚持满 15 分钟再进行下一环节。

三、冥想沙盘环节

在治疗师说出"可以开始制作沙盘了"以后，来访者便可以起身自由地进行沙盘制作了，治疗师则要继续坐在椅子上进行更深度的冥想。这个环节作者在织田式冥想沙盘的基础上进行了改良：首先，椅子要背对沙盘，彻底做到不去观看制作过程，也不向制作者施加任何形式的压力；其次，冥想时就算出现了什么特别的意象也不必进行关注，要继续保持上一环节中的冥想状态，将自身融入周围的环境之中。

关于如何制作沙盘的说明应在初诊时进行，简单地向来访者介绍这是一个要将沙具自由摆进沙盘进行创作的环节即可。此外需要留意的是，要记得专门介绍一下将沙子拨开露出蓝色的地面可以代表水域，因为很多来访者无法自行发现这一点。重要的是要随心所欲地去制作，不要拘泥于哪种沙具或构图代表了什么，而是去重视制作的过程以及感官上的变化。理想状态是来访者能够全身心地投入到沙盘的制作当中，不被一切外在因素干扰，达到一种"无心忘我"的境界。

这段时间也是整个治疗过程中治疗师的冥想程度达到最深的一段时间。理想的状态是一种类似"入定"的状态：感觉身体好像已经陷入了舒适的睡眠之中，意识也已经扩散进了周围的空气里，失去了身体原有的感觉，整个人开始变得轻盈。但听觉会变得敏锐，来自身后的翻弄沙子、摆放沙具的声音会清晰可闻，也会产生一种奇妙的温暖感，好像摆脱了一切束缚，在介于睡与醒之间的世界中徜徉。正是因为这样，在来访者完成沙盘作品制作叫治疗师的时候，治疗师时常会有一种大梦初醒、不知今夕是何年的感觉。

四、共同观察讨论作品环节

接下来治疗师起身与来访者一同去看完成的作品。在进行完共同冥想环节之后进行的这种独自创作的作品受到主观意识的干扰较少，就算成年的来访者也能够相对清晰地表现出自己无意识中的内心世界。在习惯了这种形式之后，来访者通常能够较快地做到不去刻意"构思"出一个"设计"，而是更加随心所欲地在制作时处于"自己也不知道为什么会这么摆"的状态，也经常会表示最后完成的作品完全出乎自己的意料。这些都是无意识层上浮的表现。

在一同观察作品的时候，最好不要给来访者做象征意义上的解释分析，而是要侧重于去了解"在制作者眼中这些沙具都代表了什么，是否有什么特殊的含义"，以及"制作时有什么感觉，制作前后又是否有什么感官上或心境上的变化"，用这种方式引导他们去关注自身在这个环节中的变化。每个人的敏感程度不同，也会有人一直感觉不到清晰的变化，但治疗师一定不能因此感到焦虑，要耐下心来，保持自己内心的平静，"顺其自然"地等待变化的出现。对于来访者自己做出的解释也不要做任何评价性的回复，要原原本本地接受这种解释。对于非常执着地希望治疗师对作品进行理论性解释的来访者，要告知他们"拘泥于作品象征意义反而不利于治疗""重要的是制作的过程而非结果"，若是面对自行去学习研究相关心理书籍的来访者，则要阻止其对沙盘象征理论类书籍的学习，因为对象征意义的执着会加重意识对作品表现的感染，减弱治疗效果。若需要推荐书籍，则要推荐森田疗法相关书籍，如李江波所著《森田心理疗法解析》。

在这一环节中，有时治疗师与来访者双方都会产生一些感官上的变化。可能会觉得周围的光线变得柔和，空气变得温暖，自己的呼吸变得轻松，视野中的植物变得鲜艳欲滴，沙盘中或架子上的沙具都好像变得拥有了生命一样，等等。这都代表着治愈性的力量在发挥着作用，让人的感官得以打开，可以更好地感受外界的自然。

这种冥想沙盘的方法不需要对作品进行任何象征意义上的解释与分析，所以实施者并不需要对荣格的象征理论进行深入研究。但若对沙盘作品的意义一无所知，又不利于把握来访者的状态，因此治疗师需要对几种特殊的表现有所了解。

首先是来访者的投入状态。如果来访者在制作的过程中心无旁骛，甚至忘记了一旁治疗师的存在，这就代表治疗进行得十分顺利。通常这种状态也与前文提到的"没有进行任何构思，自己也不知道自己正在制作的是怎样的作品"现象有所关联，这种状态下的治疗会有较强的治愈效果。

其次是前文写到的多种感官上的变化。只要双方任意一方产生了一些特殊的感官变化，都可以期待此次治疗带来的效果。

再次，中心化现象（曼陀罗构图）的出现通常意味着来访者内心的矛盾冲突得到了整理与统合，一般这次治疗就会成为整个治疗过程中的转折点。

最后，较为鲜明的"死亡与新生"主题以及"远航"主题的出现，一般意味着来访者将会出现阶段性的变化，有很大的可能性将会开始新的生活。

至此 50 分钟的治疗结束，要严格遵守提前定下的治疗时间，不可擅自延长。时间上的自由会导致来访者的依赖，减弱他们自行努力的决心，而意犹未尽的交流反而能够成为他们改变自身的动力。

此外，一般的成年来访者制作沙盘的时间都在 10 分钟以内，但有时也会出现耗时非常长的案例（30 分钟左右）。这种情况需要适当削减其他环节的时间，以保证来访者能够在沙盘上进行充分地自我表现。在不改变整体治疗时间的前提下，沙盘制作的环节应享有最充足的时间，其次是日记指导环节，共同冥想环节与对作品进行讨论的环节可以适当缩减。若时间分配依旧存在问题的话，可以考虑将日记的指导改为其他形式，例如倾听来访者述说生活经历或森田疗法的理论指导，直到来访者能够维持稳定且充足的来访时间，再恢复日记指导。

这种冥想沙盘的实施流程也可以理解为是一种森田疗法开始的前奏或者准备，可以通过这种方法来克服来访者对治疗的抵抗，或者是过度的精神交互，使森田疗法得以顺利实施。

第三节　整合疗法应用注意事项

一、关于咨询室内外环境

咨询室的布置大致上与通常的单人沙盘游戏室相似，以 10 平方米上下、隔音效果良好的房间为佳。沙盘采用标准规格，通常一个足矣，沙具则多多益善。以作者个人的经验来说，最好能多准备一些自然系的沙具，用到的频率通常会很高。与一般的沙盘疗法不同的是，房间内座椅的摆放必须令其背对沙盘，间隔至少 1 米以上。治疗师与来访者双方座椅的相对位置则可以按照惯例，间隔 1 米左右呈 45° 夹角摆放。座椅前方要有小桌，桌上摆放些必要的物品（图 3-1）。

咨询室所在的位置，若能远离市井的喧嚣，位于美好的自然环境之中那是最理想的了。例如，作者的咨询室便位于继承自家族的寺庙之中，周围环境也算得上优美静谧，还带着几分别具一格的禅意。只是对于大多数人来说，这种可以说是得天独厚的条件是难以具备的，那就只能在其他方面多下一些功夫了。比如让房间尽可能隔音，能够密闭，拥有大小合适的窗户。此外，室内也尽量要多一些生机，角落可以有盆栽，桌上则最好能有一瓶真花，让眼中能有绿色。可以适

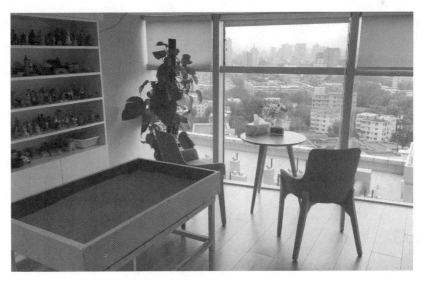

图 3-1　冥想沙盘咨询室常见布置

当点一些气味不刺激的淡熏香，但要注意有的来访者会对香味过度敏感，无法适应。

此外，座椅前的小桌上推荐放置一个钟表，不需要有报时或闹钟的效果，但时间要醒目。前期的冥想沙盘疗法分3个环节，时间分配相对严格，在桌上放置钟表能够让治疗师与来访者双方都对时间有一个清晰的概念，可以减少一些不必要的麻烦，有利于治疗的进行。

二、关于来访者

整合疗法的理论核心为森田疗法，因此治疗范围与森田疗法相一致。在临床上它最常被应用于抑郁症及广泛性焦虑症、强迫症等神经症性疾病的治疗；对于包括人格障碍、各种精神疾患的康复期、药物依赖等在内的绝大多数心理（精神）问题都能取得一定程度的效果；对于尚未发展为疾病的一般人也能取得良好的减压效果。概括地讲，它能够有效地应对一切心因性的问题，以及精神疾患中的心因部分，并取得相应的效果。

不过，这种疗法并不适用于儿童。对于12岁以下的儿童来访者依旧推荐使用传统的沙盘疗法，用全程关注、包容、陪伴、一同进行沙盘游戏的方式来进行治疗。

三、关于初诊

整合疗法在初诊时并不特别重视症状的起因，只需大致了解来访者的成长史与症状发展的过程即可。不需要对收集到的信息进行过多地分析与定义，也不需要对症状与疾病种类进行详细的分类诊断，只需将来访者的大致情况客观地记录下来，并注意排除器质性的问题与精神病性问题就可以了。

重要的是治疗师守住自己内心的平静，不能被来访者急于"做点什么"来"治"好症状的焦虑所感染，进行过多不必要的干涉。治疗师需要对来访者说明这种疗法的进行方式并取得理解，必要时可借助森田疗法的理论进行有效解释。

有时来访者的家人会对来访者进行过度干涉，不断将自身强烈的焦虑转嫁给来访者。这种情况需对家人进行说明，阻止这种行为。必要时可建议过于焦虑的家人单独进行心理治疗，但切不可为暂时安抚家人或取得理解而打破固有的治疗设置。

四、几种应用方式

在实践时我们通常采取门诊森田疗法与冥想沙盘疗法一同实施的进行方式，但有时来访者的行动意欲过于低下或配合程度不高，不愿按照规定来书写日记，这种情况下可以单独实施冥想沙盘疗法。

在单独进行冥想沙盘疗法时，前 20 分钟进行的是"冥想式倾听"的环节。

在这一环节中来访者可以自由地诉说自己的经历与遭遇，但治疗师却不会进行分析、引导或理解共情，而是要让自己处于一种"半冥想状态"，只倾听，不做回应、提问、评价或指示。所谓"半冥想状态"是指虽然不完全闭上眼睛，但像冥想一样放松身体、排除杂念的状态。来访者的倾诉会静静地流淌过自己的身体，但不能因此有所动摇。这种倾听方式可以排除掉治疗师可能对来访者产生的无意识的引导或干涉，令来访者在这种"几乎没有回应"的态度中逐渐将注意力放回自己身上，通过与自身对话来梳理自己的思考与感受。

在最开始的几次实施中来访者可能会难以适应这种形式，因此初诊时的解释说明就变得尤为重要。此外，也可以加入一些引导语，帮助来访者放松，将注意力放到自身的感受上，然后说出此时此刻脑中浮现出来的事情。对于因为难以适应而始终沉默的来访者，可以酌情在适当的时间简单提问。原则上，要尽可能地保持不提问、不评价、不指示。若判断该来访者的确需要适当的干预，可以放到最后一个观察讨论沙盘的环节中进行。

接下来则正常进行共同冥想环节与冥想沙盘制作的环节，待来访者习惯这种进行方式并愿意配合森田疗法治疗后可再加入日记指导环节。

对于配合程度特别差的来访者，例如被家人强制来参与治疗的情况，或因为精神状况不佳无法坚持 50 分钟的来访者，也可以只进行沙盘制作的环节，但这种情况对治疗师的技术有着相当高的要求，同时效果也自然不如全程进行的效果明显。

此外，在来访者进行各种"作业"时，在其身旁进入冥想状态也能够取得一定程度的效果，这一点可供治疗师在各种应用时进行参考。

五、关于治愈

来访者通过整合疗法的治疗能够更好地面对自身，无意识的自我也能够在沙盘的制作过程中得到梳理与整合。偶尔也有来访者会在这个过程中出现暂时性的病情波动，例如长期压抑自我的来访者在压抑力量减弱时可能会出现一定程度的过度敏感与情绪波动，精神分裂症性症状的来访者则通常会在症状缓解的过程中陷入暂时性的抑郁状态，但这些问题最终都会随着自我的统合逐渐安定下来。

精神症状一旦出现，如果没有抗精神药物治疗是极难彻底消失的，很少有人能够完全恢复到症状出现之前的状态。而心理治疗通常的治疗目标是令症状得以缓解并安定下来，帮助来访者学会接受和放下症状，而不是排斥症状。因为排斥症状不仅达不到缓解改善的目的，反而会令症状加重。习惯应对自身的残余症状，也就是不将短期内迅速彻底治愈精神症状作为目标，而是要循序渐进地改善症状，来访者在心理和药物治疗过程中要习惯于带着部分症状继续做本该去做的事情。虽然他们可能需要比常人多克服一些困难，但可以带着目标与希望，独立地、积极地面对和投入到上述生活之中。

当来访者能够接受并不完美的自己，"放下"以往的"放不下"，不再为自身的烦恼、纠结、思想矛盾所困，能够较好地应对自己的残余症状与负面情绪的时候，心理治疗便可以宣告结束了。通常结束时依旧会建议他们将日记继续写下去，便于随时回顾自身，在遇到问题时也可依照当初的建言自行处理。

第四章 整合疗法的利弊

第一节 整合疗法的治疗机制

整合疗法虽是由门诊森田疗法与冥想沙盘疗法两种疗法组成的，但其本质依旧只是森田疗法的一种应用形式，过程中所有环节的设置都是为了更有效地将森田疗法的核心内容进行落实。

在本书的第一章中有这样的内容：很多比较严重的神经症患者需要住院式森田疗法治疗。在森田疗法的整个治疗过程中，有两个关键点，一是"隔离"，二是"作业"。通过这些设置，可以消除抵抗，改善过度精神拮抗，使之逐渐热心投入作业活动之中，达到精神能量转换方向，激活生的欲望，打破被束缚状态，进而改善疾病症状的作用。但是可以实施经典住院式森田疗法的机构较少，经典的住院式森田疗法也难以被所有患者所接受，那么寻找其他的治疗形式，既满足上述短暂隔离、轻作业的目的，又能使之接受的方法，是解决这一问题的一个途径，这两点在整合疗法中都得到了满足。

"不在治疗师与来访者之间建立特殊的治疗关系，而是让双方各自专注面对自身"，这种做法本身就是一种"隔离"方式。在这种关系成立之时，来访者一切对外的关系都将暂时被隔开。在这数十分钟里，他将不受家人、环境、社会，甚至治疗师的干涉，可以专注地面对更加真实的自己。咨询室这个"自由且受保护的空间"是第二重隔离，从物理上将来访者与他日常生活的环境隔离开来。对其家属的指导则是第三重隔离，目的在于斩断或最大限度地减少家庭环境对来访者造成的负面影响。虽然这种指导的强制性较弱，是否能够起到预期的作用也未可知，但作为治疗之外的辅助方法，通常还是能够起到一定作用的。

沙盘制作则是一种相对高级的"作业"。它能够像森田式作业那样让人专注地投入作业之中，"减少额外的思维活动"，同时拥有对无意识的内心世界进行整理、统合的效果，能够在较短的时间里取得较大的效果。成年的来访者防御意识较强，通过一般的方式很难"投入"某种活动之中，但冥想过后的沙盘制作能够有效地减弱防御意识的力量，令"投入"的感觉较易出现。只要亲身体会过一次这种"投入"带来的轻松感，想在生活中进行再现便会容易许多。

这种投入眼前的作业，关注当下，同样是一种"忘我"的状态。在此状态中，来访者的思维活动会大幅度减少，不易被情绪情感所困，也不再在意外界的一切，剩下的只有关注和投身于眼前事物。这是森田疗法治疗实施过程中一直在追求的一种状态。

"冥想式倾听"的不提问、不回应、不评价，也是一种"忘我"的状态：治疗师要一直保持一种平稳安定的状态，不能让自己拥有很强的自我，处于鲜明的情绪之中。要尽量不让自己被来访者的情绪影响，更不要对来访者的情绪以及倾诉的内容做任何对错好坏的评价，而是要用自身的态度让来访者体会到，这些都可以不必在意，更不必执着于此。

在冥想环节中治疗师进入的深度冥想状态依旧是一种"忘我"的状态：在这种状态下，治疗师自身的性格、情绪、思维等也都将大幅度削弱，自我将向外扩散，与周围的空间融为一体。此时对来访者造成的影响并不是有目的、有方向的刻意引导，而是用这种脱离了价值观体系的、纯粹的无意识，对来访者的无意识造成一种直接的同化影响。这种影响比语言能够造成的影响更加强力，能够帮助来访者体悟脱离价值评判的超然感觉。

事实上，来访者的确能够通过这种方式体会到"投入"沙盘作业之时的专注感，也从中体验到过去感到闭塞的"身体感官好像被重新打开"的感觉，感到空气中带着暖意，花草变得鲜艳欲滴，充满了生机与活力（这种感觉通常在过去很长一段时间根本感觉不到，好像那时的感官全部闭塞了一样）。在有了这些体验之后再通过日记指导的形式改善来访者的生活方式与思维模式，会比单纯进行门诊森田疗法有更好的效果。

同样，因为多了冥想沙盘的体验，在进行来访者生活行动和日记指导时，治疗师不仅可以对其症状采取"不问"（不关注）的态度，而且在治疗方面也不必急于去硬性规定来访者必须去做什么，要做够多少数量，而是要更加柔和地去"建议""鼓励"他们进行具有建设性意义的行动。如果来访者暂时做不到对过去关注或纠结的事"放下"，也无法进行生活中的"作业"，治疗师也不可表现出任何失望，不可强制、催促，而要继续冥想沙盘疗法的实施，等待来访者在冥想沙盘疗法的过程中的逐渐转变，要相信冥想沙盘的力量能够逐渐激活他们"生的欲望"，令其一点点回归"自然"的状态。

总的来说，整合疗法采用的是一种类似于道家"无为而治"的方式，"以不变应万变"。若纠结于细节，必会同样为细节所困，无法从"如何解决眼前的问题"这个迷宫中脱离出来，甚至陷入治疗师与来访者双双焦虑得无法自拔的窘境。凡是源自于"心"的东西，都可令其"回归自然"，这样无数的烦恼、症状自会逐渐自然淡化乃至消失。所以对治疗师来说重要的不是去分析症状本身，而是要守住本心，不被他人的焦虑所感染，坚持将"无为"贯彻到底。

第二节　整合疗法的优势

整合疗法开创至今已有近十年的时间，临床实践案例过千，也进行过严谨的对照实验与数据统计，对其效果进行了科学验证。在这些客观数据的基础上，作者结合自己的实践经验，总结出了一些此疗法的优势。

一、适用范围广

作者在前文中提到过，此疗法不仅适用于神经症性抑郁症与广泛性焦虑症、强迫症，而且对于人格障碍、精神疾患、药物依赖等绝大多数心理（精神）问题都有一定的作用。

具体来说，焦虑症、强迫症基本都属于纯心因性病症，是整合疗法的"靶向"病症，有效率能够达到 90% 以上。

抑郁症分为发病与心理因素关系密切的抑郁症和不密切的抑郁症，后者可能存在器质性、遗传性的问题，双相情感障碍也属此列，整合疗法对后者难以取得理想的效果，但对前者有效。

解离性障碍多为心因性疾病，整合疗法能有效改善来访者内心的冲突，令其负性情绪症状得以缓解。有一定比例的来访者能够不再依靠药物便维持自身精神状态的稳定，回归正常的生活。实践中也有令多重人格患者的症状得到有效缓解的先例。

精神分裂症患者必须进行精神科的正规药物治疗，且多数患者可能需要终身服药，但就算如此也存在相当多的患者症状不能完全改善，精神状态不稳定，无法适应正常生活。整合疗法作为辅助治疗被证明是有效的，能够减轻患者内心的冲突，降低他们对外界刺激的敏感程度，并在一定程度上恢复其生活的能力。有部分患者从最初的"服用很大药量也无法控制症状"的状态恢复为"精神症状得到了很好的改善，在主治医师的判断下减少了用药量，没有复发并恢复了基本的生活工作能力"的状态。当然，整合疗法只是一种心理疗法，绝不能取代精神分裂症患者药物治疗，患者的用药量也必须由专业的精神科医师来决定，并严格遵照医嘱服用。

整合疗法对部分能够合作治疗的人格障碍有效。但边缘型人格障碍人群较为特殊，个体差异很大，并不能保证对每个来访者都能取得理想的效果，只能说部分有效。

对于轻度智力障碍以及由各种疾病继发的情绪障碍也能起到一定作用。

事实上，纯粹的器质性疾病是很少见的。哪怕像精神分裂症等重症精神疾患，或是智力障碍等先天疾病，看似不存在心因的部分，但实际上也并非如此。患者所表现出来的症状通常都会比他们的原始状态更加严重，自身或者家族内的思想矛盾以及精神拮抗作用，周围环境的不友好、歧视、偏见与责难都会令其感到痛苦，就算没有形成明确的继发障碍，也会令其症状加重，陷入恶性循环之中。

整合疗法能够对这些疾病的心因部分起到良好的治疗作用，将思想矛盾与精神拮抗作用打破，令患者的精神症状的心因部分改善，并帮助其接受自身的症状，用力所能及的方式积极面对未来的生活。这在结果上令患者的症状得到了改善，并激发出"生的欲望"，令生活质量得到有效提高。

二、能够从根源处解决心因性的问题

我们不得不承认，现代医学尚未开发出能够对心因性疾病产生"对因治疗"效果的精神类药物。

现有的精神类药物都仅仅是"对症药"，能够缓解抑郁、焦虑等症状，却无法将其治愈。对于心因性疾病，纯粹的药物治疗是通过药物的作用将症状暂时缓解，令患者恢复部分生活工作的能力，并期待这期间出现一些令患者能够好转的

"契机"或者"改变"。但这种"改变"出现的概率并不高，多数患者都会变成终身服药的情况。此外精神类药物经常会伴随比较明显的副作用，患者服药的积极性不高，于是私自停药，病情常年反复的情形非常常见。

心因性疾病属于"心病"，能够将其治愈的自然也应是"心药"。心理疗法不仅仅针对表面症状，更能深入到来访者的内心，从根源处着手解决问题。这是除认知行为疗法之外几乎所有心理疗法共同具有的优势。

想要对来访者的内心进行治疗，通常仅停留在意识层的安慰与开解是不够的，真正能够起到根本性治疗作用的都是深入无意识层的部分。主流的绝大多数心理疗法对无意识层进行影响依靠的都是移情关系，所以虽然实施方式看似千差万别，本质却是非常接近的。而移情关系这种影响方式就如前文中第二章所写到的那样，在有效的同时也存在着一些不足。

整合疗法独辟蹊径，通过冥想的方式打通位于集体无意识层中的"连接"，比移情关系造成的影响更加深入，更加直接。辅助森田日记指导的方式能够逐步改变来访者的生活方式与思维模式，将冥想沙盘中得到的效果更长久地保持下去，起到防止复发的作用。

为了在数据层面验证这种效果，作者曾进行过一组严谨的对照实验。实验对象为30名被诊断为伴有人格障碍倾向的抑郁症患者，而且全员至少接受过3个月以上的药物治疗，症状没有得到改善。

30名患者被分为两组，每组15人。对其中一组（对照组）实施冥想沙盘疗法，对另一组（实验组）实施前期冥想沙盘、后期门诊森田疗法的整合疗法，每一阶段结束后都进行相应心理检测取得数据，并对数据进行了统计分析。

实验结果表明，在冥想沙盘疗法结束的时间点（平均用时6.5个月），两组对象的症状都有了明显的改善。但不再进行任何治疗措施的对照组4个月后复发的比例较高，而在这4个月中持续进行门诊森田疗法的实验组不但前期效果得到了保持，而且症状还得到了进一步的改善（实验详见章末）。

该实验证明了，冥想沙盘疗法能够令药物治疗效果不理想的心因性抑郁症患者的症状得到有效改善，而门诊森田疗法则能够令取得的效果长期维持下去，有效防止复发。

当然，整合疗法与药物治疗并不互斥，完全可以在进行药物治疗的同时进行整合疗法，双管齐下，以最短的时间取得最大的效果。

三、治疗周期相对较短

整合疗法以两周一次的频率，通常在 3 个月之内便会出现比较明显的效果，全疗程基本都在 1 年左右，极少有超过 2 年的案例（多为重症精神疾患的辅助治疗）。

与认知行为疗法等方法相比，整合疗法的耗时依旧偏长。但它具有应用范围广、从根源处解决问题、复发率低的优势，这是行为训练法所不具备的。而且，它不需要来访者坚持不懈地去努力控制自己，而是通过"体悟"改变他们的价值观与思考方式，不再无谓地同自身战斗，这样才能恢复自己内心真正的平静。

与经常要终身服药的药物治疗，以及同样对内心的无意识层造成影响的移情式心理疗法相比，整合疗法耗时较短的优势便比较明显了。它不需耗费数年乃至数十年，只需一般 1 年（最多 2 年）的时间。来访者对治疗师的依赖程度较低，在治愈之后便可独立地面对自己的人生，而非长久地维持着咨询关系无法脱离。

四、给治疗师带来的压力较低

无论是精神科的医师还是心理咨询师、治疗师，通常都会在日常的工作中积累大量的压力。心理、精神类疾病，特别是其中由心因引起的疾病，其症状与进展不像一般的身体疾病那样遵循着一套固有的规律。精神疾病的症状大多琐碎多样，成因复杂，而且经常会因为细小的刺激发生各种变化。在这种情况下，想要进行归类总结本就很难，而想要按照"针对病因"或"针对症状"的思路设计出一套标准有效的治疗流程更是难上加难。

每位患者的病因、表现、性格、所处环境都是不尽相同的，因此就算进行过长年的专业学习，在临床上依旧会不断遇到前所未见的新状况。在没有前例参考的情况下，治疗师经常会一边对这些状况进行整理，一边陷入自我怀疑之中：这种做法真的是"正确"的吗？在这种情况下，若治疗的进展不顺，没有达到预期的效果，甚至出现恶化的时候，治疗师便会产生极大的压力。药物治疗的局限性会带来深刻的无力感，共情与反移情也会带来负面的情绪与精神压力。这些都会对治疗师本人的心理方面有一些影响，但整合疗法的实施方式能够让这种压力降到最低。

首先，初诊时的病因、症状分析不必过于详细。治疗师不必去深究疾病的成因与心理机制，只需简单地进行一个大类别的判断，区分心因与否即可。这便免去了可能"误诊"的担忧。

其次，只要是属于治疗范围之内，治疗方案大致上只有一种。虽然也有数种应用方式，但选择哪种方式实施基本只取决于治疗对象的配合程度，而非病因或症状表现等因素。因此可以减轻"选择治疗方案"时犹豫不决的压力。

再次，不必与来访者产生共情，不必建立移情关系。不共情意味着不必去承受来自来访者的负面情绪，不必去思考他们在生活中遇到的具体问题该如何去解决，不必去分辨自身与来访者产生的情绪种类，不必去分析情绪背后的原因与意义，也不必去担心自己的感受"是否正确"。而不建立移情关系意味着不必小心翼翼地去调整双方之间的关系，不必担心被卷入来访者的症状所带来的不良影响之中，不必担心治疗结束对双方造成的反噬。这些担忧所带来的压力也将随之降低。

最后，"道"的状态本就是一种"治愈"的状态。治疗师每次在冥想中进入"道"的忘我状态，都会对治疗双方产生同样的治愈性影响。这样治疗师在日常的工作生活中积累下来的压力也将随之化解，令自身一直保持健康的精神状态。反过来说，如果治疗师本身的精神状态不够健康，不够安定，尚未"悟透"的话，也就无法对来访者进行有效治疗，所以治疗师同样有保持自身精神健康的义务。

综上所述，整合疗法能够让治疗师不再是一种"消耗、燃烧自身来治愈他人"的职业，而是真正成为一种"先让自己变得轻松、健康，再带动他人一同变得健康"的职业。

第三节　整合疗法所面临的问题

整合疗法在临床实践上具有许多优势，也弥补了单独应用沙盘疗法或者森田疗法的局限不足，但也并非完美无瑕。

其中最突出的问题是来访者的黏性较低。

建立在移情关系上的心理疗法，来访者会因为其中的关系性而抱有较高的积极性，配合持续治疗的意愿较强。而整合疗法强调的是对自身的关系性，因此不会在治疗师与来访者之间建立特殊关系，来访者也不会对治疗师产生依赖。但也因此，来访者前来进行治疗的动力相对降低，也会发生中断、缺席、擅自终止的情况，较难保证定期稳定的治疗频率。

尤其整合疗法见效通常较快，顺利的情况下只需要两到三次治疗就能够让来访者的症状出现一定程度的好转。当然这种好转只是初级阶段，尚未触及到问题的根源，更来不及令思维模式与生活方式产生持续性的变化，但很多来访者或家属会觉得既然已经恢复到自己咬牙坚持就能继续生活的程度了，便没有继续进行治疗的必要了，因此有一部分人会擅自将治疗终止。这样再经过一段时间后症状会再度复发，来访者却因此得出"心理治疗是没有用的"这种结论，失去对心理治疗的信任。

整合疗法需要来访者去思考、努力、坚持的部分很少。这是一种优势，但同样也会令来访者的仪式感降低，"想要努力去做些什么来治好自己"的强烈焦虑难以得到缓解。这种焦虑很多时候也会变成对治疗师的不信任感，降低配合治疗的积极性。这一点在尚未拥有足够高的名望与实绩的新人治疗师身上体现得尤为明显，对这类来访者想要按照计划展开治疗颇具难度。

另一个问题是想要取得来访者的理解比较困难。

整合疗法秉持着一种"无为而治"的理念，会带给来访者一种"治疗师对于消除自己的症状什么都没做""对我遭受的痛苦并不关心""没有为解除我的痛苦做出任何努力"的错觉。加上治疗主要在无意识层进行，刻意将内容进行意识化反而不利于症状的改善，所以许多东西，例如沙盘作品的象征意义，都不能进行明确的解释，也不会对来访者提出任何明确的指示与要求，甚至不会对倾诉的内容发表感想，这会让来访者感到就算前来治疗"自己也一无所获""这种治疗是没有意义的"。

想要让来访者理解并配合治疗的实施，需要治疗师拥有较高的说明技巧，在初诊时便让来访者明白"无为而治"的意义所在。可以借助"思想矛盾"与"精神拮抗作用"的概念来解释"不关注症状"的原因，用沙盘的治疗原理来说明制作的过程本身便具有治疗的意义，并将来访者的关注点从思维世界引导至身体的直观感受上面。治疗心因性心理疾病本质上是"要与自己和解"，可以从这个角度来解释"专注面对自身"的优势。

无论如何，治疗师都必须用心磨炼自己的谈话技巧，力求让自己的话语更具有说服力，这样才有更大的可能取得来访者的理解与信任，令他们愿意积极地配合接下来的治疗。

其实任何一种心理疗法都有两面性，每一种设置都在具有某种优势的同时也会带来一些问题。整合疗法也是如此。"不会产生依赖"同时意味着黏性降低；"深入无意识层"意味着很难"意识到"治疗的作用，难以理解与配合；重视"面对自身"意味着难以在双方之间建立紧密的移情关系；"不去关注症状"则意味着来访者无法获得由"无条件的积极关注"与"共情"带来的愉快感。这些容易造成来访者误解，认为治疗师不关注他的痛苦。

也因此，一种疗法想要完全没有问题，实现完美，从理论上来讲是很难实现的。只能通过选择利大于弊的方式，然后尽可能地去克服实施过程中出现的难题，减少弊端带来的影响，令优势最大化。具体要如何操作，还需要治疗师通过自身的实践经验去探索与磨炼。

附：整合疗法对伴有人格障碍的抑郁症患者的有效性验证实验

【实施场所】圣玛丽安娜医科大学附属医院（日本）

【实施对象】伴有人格障碍的抑郁症患者 30 名。平均年龄为 35 ± 11.6 岁。全部对象皆接受过本院至少 3 个月以上的药物治疗，且未见明显好转。诊断依据为《精神障碍诊断与统计手册》（第 4 版）（DSM-Ⅳ）。

对象被分为 A 组（对照组）与 B 组（实验组）。

A 组：人数：15 人，平均年龄 35 ± 11.3 岁。其中：自恋型人格障碍 1 人，边缘型人格障碍 3 人，依赖型人格障碍 1 人，回避型人格障碍 3 人，强迫型人格障碍 7 人。

B 组：人数：15 人，平均年龄 35 ± 12.0 岁。其中：自恋型人格障碍 1 人，边缘型人格障碍 3 人，依赖型人格障碍 1 人，回避型人格障碍 2 人，强迫型人格障碍 8 人。

全部对象在实验过程中均服用同类型、同剂量抗抑郁处方药，且药量不做调整。

A 组对象仅接受冥想沙盘疗法，治疗结束后 20 周时进行观察。

B 组对象先接受冥想沙盘疗法，结束后接受 20 周门诊森田疗法，然后进行观察。

本实验取得了圣玛丽安娜医科大学生命伦理委员会的许可，参与实验的 30 名对象全部在事先被告知了本实验的详细内容，并签署了知情同意书。

【实施过程】

- 在实验开始时对全部治疗对象进行评估（第一次评估）。
- A 组与 B 组同样接受冥想沙盘疗法。

每次治疗时间为 50 分钟（半冥想式倾听 20 分钟，共同冥想 10 分钟，沙盘制作 20 分钟），频率为两周一次，实施治疗的次数根据治疗对象的症状改善程度有所不同。此阶段在沙盘中心化现象出现、患者的自我安定下来并巩固效果之后结束。

- 冥想沙盘疗法结束时对全部治疗对象进行评估（第二次评估）。

实际实施心理治疗的平均次数为 A 组 13.4 ± 5.5 次、B 组 12.3 ± 4.0 次，两组间并无显著性差异。

- A 组冥想沙盘疗法结束后不再进行任何心理治疗，B 组冥想沙盘疗法结束后再接受 20 周门诊森田疗法及其日常学习、工作、生活相关内容的日记指导。

每次治疗时间为 50 分钟，两周一次，实施次数为 10 次。治疗者以森田理论为基础，通过患者的日记了解其日常生活、工作、学习情况，鼓励正确地行动，建议和指导其行动方向，帮助其打破思想矛盾与精神拮抗作用，减轻焦虑症状，提高社会适应性。

- 在 A 组结束治疗后第 20 周、B 组结束日记指导时对全部治疗对象进行评估（第三次评估）。

【评估方式】

使用森田神经质性格调查表、功能大体评定量表（GAF）及抑郁自评量表（SDS）进行采点评估。

森田神经质性格调查表（具体内容见第一章）能够测定患者的神经质倾向，共 25 项，100 分。合计超过 60 分则可以视为森田神经质，分数越高神经质的倾向越强。

功能大体评定量表（GAF）可以对来访者的心理、社会及职业功能做出判断，分为（1 ~ 90）9 个等级，分数越高，病情越轻。评分参考标准如下：

81 ~ 90 分数段代表没有症状或症状极微，各方面功能均佳，对很多活动均有兴趣并能参加，社会能力强，对生活普遍满意，仅有一些日常小问题。如有症状，大多为时短暂且属于对心理社会刺激的必然反应。

71 ~ 80 分数段代表社会、职业或学习能力仅有轻微损害。

61～70分数段代表存在轻度症状或是社交、职业或学习功能的某一方面有些困难，但是一般功能良好，保持着某些有意义的人际关系。

51～60分数段代表存在中度症状或是社交、职业或学习功能中度损害。

41～50分数段代表存在严重症状或是社交、职业或学习功能严重损害。

31～40分数段代表现实检验或语言交流有某些损害，或是工作、学习、家庭关系、判断、思维或心境几个方面严重损害。

21～30分数段代表行为明显受妄想或幻觉的影响或言语交流或判断的严重损害，或是几乎所有方面的功能丧失。

11～20分数段代表有伤害自己或他人的危险，或是有不能维持起码的个人卫生，或是言语交谈明显受损。

1～10分数段代表持续存在严重的自伤或伤人的危险，或是长期不能维持起码的个人卫生，或是有一旦成功必定致死的严重自杀行为。

抑郁自评量表（SDS）共20项，80分。得分50分以上为有抑郁状态，53～62分为轻度抑郁，63～72分为中度抑郁，73分以上为重度抑郁。

【实验结果】见表4-1。

表4-1　实验结果数据

	A 组平均得分（$n=15$）	B 组平均得分（$n=15$）
森田神经质性格调查表		
第一次评估	71.7（±10.7）	73.6（±10.6）
第二次评估	52.3（±12.0）	47.7（±15.6）
第三次评估	74.7（±12.4）	32.5（±13.1）
GAF		
第一次评估	44.5（±3.5）	43.9（±3.8）
第二次评估	59.1（±3.2）	60.9（±4.9）
第三次评估	47.8（±6.7）	69.3（±9.6）
SDS		
第一次评估	56.9（±9.6）	55.3（±10.1）
第二次评估	44.0（±7.2）	41.5（±10.5）
第三次评估	55.5（±8.5）	38.5（±7.1）

　　由实验结果可见，在第二次评估时（冥想沙盘疗法结束时），A 组与 B 组对象的神经质与抑郁程度有所降低，心理及社会功能有所提升，与第一次评估结果具有显著性差异。此结果证明了冥想沙盘疗法能够有效改善伴有人格障碍且药物治疗效果不理想的抑郁症患者的相关症状。此阶段 A 组与 B 组之间无显著性差异。

　　第三次评估时，B 组对象的神经质与抑郁程度进一步降低，心理及社会功能进一步提升，但 A 组对象的评估结果与第一次评估结果相近，基本等同于恢复了原状。此结果表明在冥想沙盘疗法后继续实施门诊森田疗法能够有效地将前者取得的效果予以巩固，并取得进一步的效果，但若不辅以门诊森田疗法进行巩固，前期取得的效果则会消失，对象状态回归初始状态。

　　由此可见，单独实施冥想沙盘疗法短时间内能够取得良好效果，但结束后容易复发。辅以门诊森田疗法则可以巩固效果并有效防止复发，进一步提高疗效，最终达到较为理想的状态。

第五章　冥想训练法

整合疗法并不过多地强调理论与技巧，只要求治疗师的思想境界与心境，有较强的可复制性。其中需要训练的技术是冥想的技术，治疗师需要用特定的方法进行反复练习，才能够顺利进入比较深的冥想状态，亲身感受到这一状态所带来的奇妙体验。本章介绍 3 种训练冥想的方法。但由于这些方法是基于作者个人的临床经验总结而成的，可能还不足够普遍化、标准化，希望在具体实施的时候，治疗师能够将此章内容作为参考，采用适合自己的方式进行实践。

第一节　个人冥想训练

可能很多人会觉得冥想是一种非常神秘而且深奥的技术，并不是每个人都能轻易做到，就算能够做到，也必然需要非常特殊的环境以及大量的时间才可以。但其实我们只需要利用日常生活中的间歇时间，经过多次练习，就完全能够掌握这项技术。

常规的姿势是坐在有靠背的舒适的椅子上，闭上眼睛，练习冥想中最重要的"呼吸"部分。

这里的呼吸并不是特殊的腹式呼吸法，而是与普通的呼吸方法类似。坐在椅子上闭上双眼，放松肩膀的力量，慢慢地吸气，然后呼气。如果感到自己不够放松，可以进行几次放松练习，用力将气吸入肺部吸到极限，憋住十几秒钟，再一口气快速吐出，这样重复几次可以帮助身体放松。进入缓慢呼吸的阶段以后，意识要"轻轻地"放在自己的呼吸节奏上，不要太用力地去集中精力，保持自己的放松状态，让自己有节奏地、悠长地呼吸。不需要有任何明确的目标，而是要让自己的意识松散、漂浮。若过于集中精力，反而会难以进入深层次的冥想。周围的环境不可太嘈杂，不然难以进入状态，不过也不需要安静到寂静无声的地步。随着呼吸的调整，意识的扩散，冥想深度会逐渐加深，渐渐地就会变得不在意周围的些许人声和噪声了。

在闭上双眼之后，人的心中经常会涌起许多杂念。自己正在担心的事情，计划的事情，过去发生的种种事情，这些都会自然而然地浮现在脑中，人也因此无法静下心来。第一步要让思绪慢下来，不在某一件事情上钻牛角尖和一直反复深想，而是要不断地试着将自己的注意点分散开。但就算如此，还是会有很多人脑中会充满了各种消极的念头与负面的情绪。尤其在实际治疗中，日记指导或冥想式倾听环节会让治疗师听到许多来访者痛苦的经历。这些经历也可能会与治疗师自身的某些经历产生共鸣，引发自己负面的情绪。在这种时候，要让这些混乱的念头自然流逝，不要刻意去关注。不要去"肯定""否定"，或者试图排斥对抗自身的这些念头与情绪，这些念头也是自己的一部分，接受并顺其自然就好。慢慢地吸气，慢慢地呼气，只去关注自己的呼吸节奏，这些念头终究会像潮水一样退去。

再继续深入下去以后，思维的活动会变得迟缓，一切的杂念与负面的情绪都会变得不那么重要。有一种临睡般的舒适感，感到让人心安的、奇妙的暖意，又好像沉入了很深很深的寂静的海中。渐渐地手脚的感觉开始消失，然后是躯体，然后是一切思维。感到自己变得轻盈，好像脱离了躯壳的束缚，扩散到了周围的空气之中，变成了整个世界的一部分，不知自己究竟是睡着还是醒着，也不知现在是什么时候，"我"这个概念此时都变得模糊了。这便是深度冥想的"忘我"状态。

进行上述练习需要一个没人打扰的、安静的环境，以及至少30分钟的时间。如果这些时间都很难抽出，还有另外一种可以随时随地进行练习的方法。在日常生活中的任何空闲的时间，都可以试着调整自己的呼吸，将视线放在周围任何一个物品上。只是这样漠然地注视物品，把大脑放空，什么都不要去想，这样任时间悄然流逝。一开始这样做可能难以产生什么特别的感觉，但是反复进行之后，便能很熟练地从自己的思维之中脱离出来。这时就会对视线中的物品有一种新的认识，它"存在"在这里，是一种非常理所当然的存在，无关对错，无关美丑，没有因果，不需要思考任何由人给它强加的属性，它存在于此，就是最客观的事实，也即是真理。在这个时候，人就已经进入到一种类似冥想的状态中了。

作者每天的大部分时间都在咨询室中实施冥想沙盘疗法，可以说是过着一种

"以冥想为中心"的生活。但就算如此，在中间休息的时候，或在一天的咨询工作结束之后，作者还是经常会一个人坐在椅子上，慢慢吸气、吐气，然后漠然地看向窗外的那棵大榆树，或是茶几上深色的纹路，或是书桌上鲜艳的花朵，就这样虚无地凝视着，把头脑放空。最初只是看着，而后就感觉到——啊，它们就在这里，只是在这里。呼吸便渐渐深入下去，自己也好像变成了周围这些静物的一部分。时间这样悄然流逝，然后猛地回神，感到自己头脑清晰活跃，神清气爽。再回头重新去看榆树或者鲜花，映在眼中的景物都变得线条柔和、色泽鲜亮，每一片树叶、每一片花瓣都仿佛闪耀着充满生机的光辉一样。

第二节　双人冥想沙盘训练

双人冥想沙盘训练是冥想沙盘疗法最基本的训练方法，由两个人分别担任治疗师与来访者的角色，从头至尾地模拟冥想沙盘疗法的每一个环节，从而获得实践经验与身体感觉方面的体会。这种方法与一般意义上的心理督导很相似，所以治疗师的角色应由有临床经验的资深心理治疗师或精神科医生来担任。但不同之处在于，这种训练并非是只针对来访者角色一人的训练，治疗师角色也同样可以用这种方式获得更深的体会与感触。

担任治疗师角色的人必须事先经过日常生活中由一人进行的冥想训练，对于冥想沙盘疗法具有一定的心得才可以。在开始训练之前，治疗师角色要对担任来访者角色的人进行呼吸冥想方面的指导，要告知对方如何进行冥想，以及如何在日常生活中将感官打开。如果有必要，可以在冥想沙盘的训练之余借助门诊森田疗法的日记法对其进行进一步的指导，打破来访者角色的思想矛盾与精神拮抗作用，让其体会注重行动与身体感觉的生活方式。这些都有助于让来访者角色形成易于进入冥想的状态。

正式开始训练后，双方要坐在按照规定布置的冥想沙盘治疗室中，背对沙盘，面向角度约为45°，并在视线范围内放置一些鲜花或绿色植物。然后治疗师角色进入半冥想状态，来访者角色则开始倾诉。此时倾诉的内容必须是来访者角色自身实际抱有的烦恼或者心结，而不是像一般的角色扮演那样按照设定去诉说，这一点非常重要。治疗师角色一边倾听，一边注意让自己的心境平和，不去深究脑中浮现的想法、情绪与意象。随着话题的深入，来访者角色在不被打扰与引导的情况下自由地吐露自己的内心烦恼，治疗师角色则不断地加深冥想程度，双方都能感觉到视野中的植物等景物会渐渐变得充满生机，看起来鲜艳夺目。

与正式冥想沙盘治疗不同的是，在训练中并不必维持彻底"无为"的做法，治疗师可以询问来访者有关倾诉的内容，询问其当时的心情与感受，从而让自己也能更清晰地产生类似的感受。"感受的共有"能让双方产生更加强烈的共鸣，让集体无意识中的"连接"更容易建立起来。若冥想过程中浮现出了非常鲜明的意象，治疗师可以说出来，向来访者确认这种意象是否是"连接"的体现。在"连接"成功建立之后，经常会有一些能够体现对方想法、感受或经历的意象。但只有在训练的时候，治疗师才能将自己看到的说出用以确认"连接"是否成立，在实际进行治疗的时候，将脑中的意象说出会导致一定程度的干涉与引导，因此要极力地避免这种介入行为。

本质上，将脑中的意象进行语言化是一把双刃剑。一方面来访者可能会感到自己受到了前所未有的理解，但另一方面他可能会因为感到自己好像被"读了心"而产生畏惧与排斥。此外，意象的提出也可以算是一种暗示，轻易使用很可能会造成不良的后果。训练时则没有类似的顾虑，可以随意地将脑中意象说出来，彼此互相确认。一边确认着"连接"的成立，一边体会周围景物给人带来的感觉的变化、呼吸深度的变化，由此让来访者角色体会自身情感方面的变化，这是训练中很重要的一环。

冥想式倾听环节之后，双方共同进入冥想状态，此时则不再互相交流，而是专注于自身的冥想状态。这种冥想的训练与一个人进行的没有太大差别，区别仅在于双方的状态可以相互辅助，若治疗师角色的冥想深度足够，便可以帮助来访者更轻易地进入冥想状态，但反之亦然，若一方心太不平静，也可能会给另外一方造成干扰。

10～15分钟的冥想过后，进入沙盘制作环节。来访者起身去进行沙盘制作，治疗师则继续进行冥想。在沙盘制作完成之后，双方一同观察作品，治疗师要进行询问："现在有什么特别的身体感觉吗？"来访者则要认真体会自己现在的放松程度、呼吸深度、视野中物品的颜色之类的感觉有没有什么变化。如果对自己制作的作品有什么想要表达的也可以在此时说出。然后，治疗师可以说出自己在冥想过程中看到的印象深刻的意象，双方一同探讨意象与作品，以及与双方身体感觉的变化是否存在着什么关联性。在沙盘作品具有鲜明象征意义，或者出现中心化现象的情况下更要着重去关注这几方之间的关联性，这些现象与体验都是有着重大意义的。

第三节　团体训练法

最后，我想介绍一下该如何进行多人的冥想沙盘训练。这里需要强调的是，此处这种多人共同进行的团体冥想沙盘只能用于冥想训练，至于能否对参与成员产生有效的治疗作用还需要进一步深入研究，以得到相关的研究与数据支持。

参与人数以 6 ~ 10 人为佳，坐到摆成圆阵的椅子上，圆阵中间摆上沙盘与沙具架子。首先进行冥想的训练，众人面向圆心而坐，一同放松肩膀，双手放于膝上。在指导者的引导下所有人共同确认一遍自己的感官，注意力放在"在这里看到的东西""听到的声音""空气中的味道"等五官带来的信息上，并记住现在的感觉。然后一同闭上眼睛，在指示下一同慢慢吸气，再慢慢呼出，这样重复 4 ~ 5 次以后将呼吸的节奏交给各自掌控。

冥想指导语：请大家在椅子上保持放松状态，闭上眼睛，不要去深究脑中的念头，就算有杂念也不要在意，要任其自然消失，将注意力放在自己的呼吸上。

这样正式进入冥想，持续约 10 分钟之后，下达"冥想结束"的指示。参与者睁开眼睛，各自提出自己的体验感想。也许有人会在此时说"无法集中注意力""杂念太多""犯困"等。这在初期时是非常常见的。对于杂念，指导者可以再次重申"将注意力放在呼吸上"，用这种方式应对杂念，而对于"犯困"的应对是："能感到困倦说明这地方是足够令人安心的，是个好的现象，但仍需要保证有一丝清醒的意识，不能彻底睡着，这样直到结束。"

在这个阶段会让参加者对各自体验到的呼吸深度以及身体感觉方面的感想进行报告，比如是否感觉到"呼吸很轻松，而且变得沉稳"或者"身体变得轻盈"等。这一点很重要。参与者的冥想程度越深，感官就会越敏锐，逐渐能够"完全不去在意周围还有其他人，感觉自己就好像变成了这里的空气一样"。做到这一点的参与者，冥想就是相当成功的了。

接下来，要进行冥想沙盘的训练。如果想要让参与者清晰地感受到冥想沙盘与普通沙盘的差别，可以进行对比体验。参与者先保持面向中心的坐法，围住摆在中间的沙盘，然后依次进行沙盘的制作。在制作过程中，其他成员要对其进行观察。制作结束后，观察者依次将观察过程中自己联想到的事物、产生的念头等进行自由发言，最后由制作者来对自己的作品进行说明，以及发表感想。当然这些感想只需要有感而发，要避免严格遵照荣格象征理论进行的断言式评价。这是普通沙盘的团体训练方法。

所有参与者都进行完上述普通沙盘团体训练之后，全员要调转椅子，背对沙盘而坐，再次进行前面介绍过的冥想训练。待所有人都开始冥想之后，由其中一人起身开始制作沙盘，其他成员依旧保持冥想，尽量不去探究脑中浮现出的各种意象。等制作完成之后，其他成员也结束冥想，睁开眼睛回身面向沙盘，由制作者来诉说此次的制作与上次有什么不同，然后周围的参加者再说出自身的身体感觉的体验，这样依次进行。此时的感想要围绕着身体的感觉，而非理论象征，这是关键的一点。

大多数参与者都能明确感受到，冥想沙盘比普通沙盘更能让人放松，因为不会被很多人注视着，可以不必在意其他人的存在，专注地进行自己的制作。有些人会提到，制作的时候周围都是安静平稳的呼吸声，非常令人心安，自己在摆放沙具的时候也就不会去想"这么摆究竟好不好，有什么意义，会不会让人觉得自己怎样"之类的事情。若所有人的冥想状态都很好，制作者还会产生那种"沙盘、沙具跟周围所有的东西看起来都非常鲜亮，充满了生机"的感觉，制作完成之后感觉身体轻盈、神清气爽。冥想沙盘并不需要众人给出任何的分析与评价，但是同一个人前后两次的作品进行对比的话，能够很清晰地看出后一次作品受意识的干扰较少，能更清晰地将无意识的部分表现出来。

只是，每个参与者的冥想与制作状态都会受到全部参与者状态的影响，初学者参加团体训练时有时会因为其他人整体的冥想深度不够而效果欠佳。比如"脑子里全都是明天必须去做的那些工作的事，怎么分散注意力还是会继续想""一直很在意制作沙盘那个人拨弄沙子的声音，就总在想他究竟做出了什么样的作品""好不容易赶走了一件烦心事，结果又想起了另外一件"，若周围的冥想者中有数人这样心不够静，那沙盘制作者也可能无法专注地进行制作，也会被杂念所困。但经过几次实践练习，大多数人都习惯了冥想的感觉的话，整个空间的感觉就会变得非常的柔和、温暖，会有很多参加者感受到"不知自己究竟在什么地方，只觉得周围的空气跟自己的身体都变得很温暖，非常舒服。而且很不可思议地脑子里浮现出了跟身后制作者的作品非常相似的印象"。沙盘的制作者也能够集中精力进行制作，达到"忘我"的状态。

在这种训练中，亲身的体验是最重要的。参与者可以感受到不被干涉与肆意解读的轻松与自由以及呼吸深度、安定感、集中力等身体感觉方面的变化，还会感受到随着周围冥想者的冥想深度的变化而使自己心理状态产生的变化等。随着体验的积累，自身也能有所感悟，最终实现心境上的突破。

最后，在此对冥想沙盘疗法的训练方法进行简单总结。该训练的核心内容是要在冥想过程中进入"忘我"的心理状态，所以像前文中介绍过的那种自己一人便可进行的呼吸与冥想的训练是必不可少的。而且，只是简单按照步骤形式去做也很难达到目的，有时还需要去重新审视自己的生活状态，甚至重塑"三观"。要找到自己的"思想矛盾"，审视自己一直以来抱有的价值观以及生活中发生的那些事件的因果关系，然后建立起更加重视行动与客观事实的生活态度，更加尊重遇事"顺其自然"的法则。也只有在这种生活态度的指导下，呼吸冥想的训练才能够顺利进行。而且，若指导者自身都不对这种生活态度进行透彻理解与实践的话，便很难对他人进行相应的指导，指导的内容也会变得虚假且流于表面。

现代社会极其注重效率，本书介绍的这种疗法及其训练可能会显得效率不高，看似不能适应时代的潮流。但对于从事心理援助的职业来说，不能仅考虑效率。很多时候，正是因为太看重"效率"，人们的家庭与职场的人际关系才出现了问题，心理上的诸多问题乃至疾病也因此而生。所以身为心灵援助者的治疗师们必须慢下来，不那么急功近利，让心灵留有足够的余地，这样才能够营造出出色的"自由且受保护的空间"。

第六章　冥想、沙盘、森田疗法整合与实践（案例六则）

案例一　如何让我的双手停止颤抖

来访者：小 A，女性，20 岁，艺术学院钢琴专业的大学生。

主要问题：因过度紧张，压力过大而双手颤抖，无法进行钢琴演奏。

家庭成员：双亲与妹妹。

小 A 第一次走进咨询室就让治疗师眼前一亮。这是一位很美丽的姑娘，衣着得体，谈吐优雅，一看就知道接受过良好的教育。只是她显得有些紧张，好像没有太多自信的样子，就算坐在了柔软的椅子上也没能放松下来。

然后她开始讲述自己的情况，条理清晰，态度良好。正如治疗师猜想的那样，她是一名艺术学院的学生，而且是国内一流的名牌大学，专业是钢琴演奏。她谈到，自从上了大学以后，好像事事都不太顺利。学业很紧张，专业的难度很高，周围优秀的学生非常多，自己没什么竞争力。虽然花费了更多的时间与精力去努力练习钢琴，但状态却越来越差，弹奏时失误也越来越多，好几次陷入十分沮丧的情绪之中。到了后来，哪怕只是坐在钢琴前都会觉得胸口发紧，呼吸不畅，手也会不停地颤抖，根本没办法好好弹奏。

治疗师问了一下她考入大学之前的事情，得知她从小就是一个非常优秀的孩子。小学、初中、高中的成绩一直名列前茅。从 4 岁就开始学钢琴，因为喜爱也从没感到枯燥与痛苦，还获得过不少奖项。此外，她朋友很多，深受大家的喜爱与信赖。可以说直到顺利考上理想中的一流名校为止，她的人生一直是一帆风顺的。

但问题也正出在这里。在谈话中，治疗师能感觉到她具有很明显的完美主义倾向，对自己要求非常严格，不得到自己理想的结果便会十倍百倍地努力，直到实现目标为止。这种性格成就了她的优秀，但也同时成为了她压力的根源。在进入大学之后，她的身边聚集的都是来自全国各地最优秀的学生们，大学课程的难度也非高中可比，她就算付出再多努力也无法像原来一样继续保持名列前茅的状态。而这不是理想的结果，她也无法接受这一事实，开始不断苛责自己，逐渐丧失自信，并出现了一些神经症性症状。

小 A 是一名较为典型的森田神经质素质者，过度地追求完美，并将出现的一切问题归咎于自身。她的思想矛盾在于，她认为自己必须是最优秀的，不能有任何失误，但现实是她的目标太高，而能力无法达到她的要求，她还无法接受理想与现实之间的差距，越来越在意弹奏中的失误，越在意自己弹奏中出现的失误就越紧张，越紧张也就越无法发挥出她应有的水平（精神交互作用），发挥得越不好就越没有自信，发展到最后变得很害怕演奏，坐在钢琴前便呼吸不畅，抬起双手便开始发抖。

治疗师向小 A 简单地介绍了一下森田疗法的基本理念，并指出了她的思想矛盾和精神交互作用。她理解得很快，也认可这种理论，表示愿意配合日记疗法。但在介绍冥想沙盘疗法的时候，她却表示拒绝尝试："我想尽快好起来，没有时间也没有心情去玩这些游戏。"虽然治疗师进一步解释了沙盘的效用，表明这不仅仅只是一个游戏，但她并没有因此改变自己的看法。治疗师能感到她的这份急切中带着神经质特有的固执与焦虑，便没有再强求。教给她日记森田疗法的具体方法和日记格式之后，治疗师将治疗形式暂定为每两周进行一次，一次 50 分钟，进行门诊森田疗法的日记指导的形式。

第 1 次治疗（某年 1 月）

小 A 非常守时，比约定的时间提前了十几分钟，一直在休息室等候，并只提前了 1 分钟进入了咨询室。她的精神状态与前次没有明显的差别，依旧能感觉到紧张和焦虑。

治疗师问她："这两个星期按时写日记了吗？"她点点头，从包里拿出一个日记本来。治疗师翻开日记本，里面字迹干净整齐，像是练过硬笔书法一样，用的是某种标准的字体，也没有涂改的痕迹。内容很多，治疗师每次只选取其中 1～2 篇具有代表性的日记写在这里。

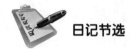 日记节选

• 第 1 篇

某月某日　天气：晴

起床时间：7 点 30 分。

上午：去学校上钢琴课。老师在课上问我："你怎么最近一直都没精打采的，出了什么事吗？"我却不知该怎么说才好，只能回答她说："没什么事。"

下午：钢琴课。

今日的感想：我总告诫自己，勤能补拙，如果一件事情没办法做到最好，那就必须比别人更加努力才行。但最近我真的集中不起注意力，总是静不下心来，琴也越弹越糟。每次弹错，手就会抖得更厉害，完全不听我的指挥，感觉已经没有继续努力下去的力气了。

就寝时间：23 点 30 分。

在这篇日记中，治疗师首先关注的是她的作息时间。她在初诊时没有提到过在睡眠方面有什么困扰，在记录中入睡与起床的时间也很稳定，每日能保证 8 小时左右的睡眠，看上去并没有什么值得提出的问题。但需要注意的是，有部分来访者会为了迎合治疗师的期待而故意写下"健康"的作息时间，记录在日记中的内容不一定能够代表真实的情况。不过，治疗师其实也并不需要去辨别记录的真实性。会写下虚假的记录也同样是来访者的一种自然表现，可能代表了她睡眠虽不规律但并不因此感到痛苦，或者对于配合治疗尚有阻抗，对于治疗师还不够信赖等。无论原因是什么，都应顺其自然、循序渐进，对记录的真实性存疑反而会引发信任危机，得不偿失。因此，治疗师不必在意记录中是否存在虚假的部分，将全部内容视为真实去阅读点评即可。

然后治疗师关注了她这一天的行动，上午与下午都在进行钢琴练习，这应是她一贯的生活内容。从这段内容中能够得到两个信息：其一，她并没有因为开始治疗而采取什么特别的行动，没有进行标准意义上的"作业"；其二，她尚可以在一定程度上维持她的正常生活。对此，也不必强求她一定要去做标准的作业或增加身体方面的活动，因为很多时候来访者只是维持正常生活就已经筋疲力尽了，没有办法在此基础上再增加一些平时并不习惯的"计划"。像小 A 这样对自

己要求很高又有完美主义倾向的来访者，只要治疗师给出具体的建议，她就很可能会尽自己所能地去尝试完成。而一旦她发现自己无法很好地兼顾日常生活与作业，便会进一步苛责自己，陷入更深的思想矛盾之中。因此，此处对她的行动内容也不多加干涉。

"今日的感想"一般来说会是整篇日记中最重要的部分，来访者通常会在此处写下自身的一些感受以及采取的行动对策。治疗师不但能在这部分内容中了解到这位来访者的思想矛盾与精神交互作用在实际生活中是如何体现的，更能够观察到随着时间的推进这其中出现的变化。由这篇日记中的感想部分可以看出，小A尚无法对自己放宽要求，依旧试图通过加倍的努力来达成自己理想中的目标，却深感力不从心。这是很典型的关于思想矛盾的内容。于是治疗师对此篇日记的点评只围绕这一段感想。

> ☞ **点评**
>
> 现在你依旧能多少弹奏一些，能正常地参加课程，这就已经很好了。重要的是要保持你一直以来的练习形式，哪怕手会抖也没关系，就算手抖，你依旧可以演奏。

点评内容不必很长，更不要严厉激烈，用词要柔和。虽然看似只是轻描淡写的安慰之辞，但这其中体现的却完全是"顺其自然，为所当为"的理念。

• 第2篇

某月某日　天气：多云
起床时间：9点30分。
上午：浏览新闻。
下午：钢琴练习，逛街。
今日的感想：今天晚上有一种原因不明的强烈不安感袭上心头。我想起之前的心理老师告诉我，这种时候要顺其自然，不要去特别关注这种感觉。于是我便努力把自己的注意力放在了一些其他的事情上。那种不安的感觉好像有那么一小会儿变得轻了一些，但稍一松懈便又故态萌生了。结果这一段时间依旧是硬生生熬下来的。后来我就一直在读报纸，看一些比较轻松的新闻。新鲜的知识能刺激我的大脑，感觉放松了一些，有些开心起来了。

就寝时间：23 点。

这是这两周中的另一篇比较有代表性的日记。心理治疗师并不需要对每一篇日记都进行点评，类似的问题在一次治疗中也只需要点出一次。反复提出会给来访者带来很大的压力，陷入"必须做到被要求的事"这一思想矛盾之中，认为必须做到和实际能够做到多少是有差距的，不承认这样的差距烦恼就会增多。

此日是休息日，上午起床的时间比平时晚些，属于正常情况。这一日的行程也是小 A 所习惯的周末安排，未刻意加入作业内容。

在感想中，她提到了一种"原因不明的强烈不安感"。这是很多神经症患者都会出现的一种感觉。这种感觉被认为与惊恐发作的感觉很相似，是一种类似恐惧感的强烈焦虑，但不存在明确的引发原因及焦虑目标，会在某一时刻突然出现，然后随着时间的经过渐渐消失。通常持续时间在数分钟至数十分钟之间，是一种发作性的痛苦体验。通过这篇日记，能够看出她在努力尝试将自己的注意力分散到其他事情上，但效果并不理想。

👉 **点评**

在不安感涌上来的时候，你可以尝试一下能够让身体活动起来的做法，比如做家务、做手工，或出门散步，然后将你的注意力放在你看到的或听到的东西上，多使用身体或感官，这样可以减少思维的活动。

每次进行心理治疗的时候，治疗师都是在来访者的面前对日记进行批阅的。在批阅的时候，要让自己处于一种半冥想的状态，尽量减少自己的思维活动，从世俗的价值观评价体系中跳脱出来，并彻底地放松自己。在咨询室这种特殊的环境中，治疗师本身的状态很容易对来访者造成影响，只有治疗师真正放松下来，处于一种"非批判"的状态，写下的点评与说出的话语才能具有真正的力量，令来访者慢慢放下自身的焦虑。

在写完点评之后，治疗师会将日记还给来访者，让他（她）现场阅读点评，并自由地提出自己的想法、感受与疑问，治疗师再对此进行解答。此次治疗也是如此，小 A 读完点评后表示理解，也愿意在接下来的日子中继续尝试对自己降低要求。她又提出了几个关于森田疗法理论的理解问题，治疗师用本次治疗的剩余时间为她进行了理论的讲解与说明。她真的很擅长学习，理解得很快。

第 2 次治疗（同年 1 月）

这一次小 A 也非常守时。她的精神状态看上去没有很大的改变，一副有些疲累的样子。日记她也按照要求一日不落地认真写了。其中最具有代表性的日记内容如下。

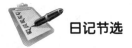 **日记节选**

某月某日　天气：晴
起床时间：7 点 30 分。
上午：今天有钢琴实技考试，早上很早就醒了。醒来以后，我脑子里全都是混乱又消极的念头，一直在想"要是手抖得动不了了怎么办""要是突然不识谱了怎么办""不然干脆放弃音乐这条路吧"，怎么都停不下来。但考试还是要去参加的，我起来收拾好乐谱，做好了考前的准备。在准备的过程中，脑子里的念头也不知道什么时候停了下来。去学校，等待轮到自己考试的这个过程还好，但轮到我的时候，我坐在钢琴前，那种可怕的难以名状的恐惧感又出现了。我抬起手开始弹奏，手好像还在抖，但那种恐惧感更加可怕。我努力让自己的注意力集中到演奏上，坚持到了最后，没有犯什么致命的错误。总之，把能做的事情全都做了，也算是完成了考试吧。至于结果如何，会被如何评价，我已经不想再去想它了，只觉得全部的力气都已经被耗光了。
下午：钢琴练习课。
今日的感想：要实践森田疗法的理论对我来说真的很难，感觉很累，没办法习惯，不知道还能这样撑多久。
就寝时间：23 点。

通过日记，可以看出小 A 在非常认真努力地执行森田疗法给出的建议，凭借自身强韧的意志力让注意力转移到了目标以外的东西上。虽然这种做法让她完成了这一日的考试，却极大地消耗了她的精力与体力，甚至在接下来的好几篇日记中都写到，自己处于一种"无力再努力"的状态。这并不是我们所追求的状态，她只是在勉强自己做到应有的"形式"，而不是真正意义上的"想开"，让自己从高度的紧张状态中解脱出来。

只是，想要改变小 A 的这种状态，直言告知并不可取。他人告知的内容能够影响到的只有理性层面，更深层的"感觉"只能通过自身去体悟。这一过程需要时间，需要她自己去探索。虽然治疗师知道冥想沙盘能够对她有所帮助，但既然她对这种形式尚有抵触情绪，也不必强求。

因此，治疗师的点评依旧以鼓励为主。

☞ **点评**

就算头脑中充满了消极的念头，你依旧完成了考前的准备，这便是以行动为主导的生活方式。能够扛住突如其来的恐惧感最终完成考试，是一件非常了不起的事情。在能正面对抗恐惧感之后，你会发现手的颤抖并不算一件很严重的事情。

点评内容没有触及"问题"的所在，也没有给出明确的指导意见。治疗师需要抛开"自己必须做点什么来'治'好来访者"的念头，保持住自身的安定，让这种安定感去感染来访者，然后静静等待来访者自身产生改变。这种做法看似缺乏"效率"，但很多时候来访者正是因为过度地追求"正确"与"效率"才会陷入症状之中，仅凭"正确的指导"也通常难以让来访者产生根本性的改变。所以治疗师才格外需要慢下来，减少直接的语言性指导干预，拥有"等待的力量"。

小 A 在读完点评之后没有提出异议，但也并不是全盘接受了的样子，态度中带着部分保留。可能她也无法接受现在这种状态，仍在不断地进行思考吧。这种思考终会变成她改变的力量与契机。在后面的谈话中，她提到她自己买了几本关于森田疗法的书，开始自发地进行学习与理解。虽然现在看的还不多，但有兴趣继续看下去。这就是一种变化。

第 3 次治疗（同年 2 月）

进入 2 月之后，小 A 的脸色看上去好了一些，眉目间也放松了不少。

这次具有代表性的日记内容是这样的：

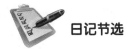 **日记节选**

某月某日　天气：晴

起床时间：7 点 30 分。

上午：我花了比平时长得多的时间慢慢地细品了一顿早饭。因为看的书中说要更加关注自己的感官，我便试着用这个方式关注了一下自己的味觉。虽然也没觉得有什么特别的，但这种花时间慢慢做一件事的感觉好像并不坏。饭后，我骑着自行车顺着电车轨道的路线向前骑，一路去看沿途的风景。本来想去更远的地方，但那种原因不明的不安感又出现了。我忍受不了，也没办法继续骑车了，只能坐着电车向回返。坐在电车里，我好像有那么一瞬间觉得不害怕了，感觉一切烦恼其实都不重要了。但这种感觉也就只持续了一瞬间便恢复了原样。

下午：打工。被顾客感谢是一件令人开心的事。

今日的感想：一直以来，我的所有行动都会有一个明确的目标，感觉自己必须执着地去将这些目标完成才行，不然就会不知道该怎样生活才好。但我今天第一次有了一种"其实不用想那么多也可以吧"的念头。就这样静静地发呆，什么都不去想不去担心，感觉内心很平静，没有了喧嚣。

就寝时间：22 点。

这是一篇休息日的日记。在其中治疗师再次关注了她的作息时间。在 1 月时小 A 每逢休息日都会晚起一些，多在 9 点到 10 点，而进入 2 月之后她哪怕休息日也会与平日一样在 7 点 30 分起床，从这里能够看出，她的行动力比 1 月时有所增加。其次，在上午的记录中能够看到她做出的各种尝试以及取得的结果，并在感想中写出了自己的体悟。一直以来治疗师都未对她进行明确的建议指导，但她的状态的确出现了较为明显的变化，不但在行动上更加积极，而且也实际体会到了"其实不必对自己太苛刻"的感觉，开始能够放松下来了。这才是我们所追求的状态。

👉 **点评**

　　进行味觉体验是一件很好的事，尝试慢节奏的生活也很好。你在电车上感受到的"一切烦恼都不重要了"这种感觉是非常宝贵的，虽然现在它只持续了一瞬，但今后应会更常出现。你体会到的"不用想那么多也可以"，便是从被束缚状态中解放的开端。

小 A 读完点评之后，点了点头，表情比上一次要坦然得多。然后她主动提出，想尝试一下在初诊时提到的冥想沙盘。治疗师有些好奇她态度的转变，便问她为什么又想尝试了。她回答说："因为现在感觉，可能生活是需要放松的吧，像游戏一样的沙盘看上去有点有趣，挺适合放松心情的样子。"

她不再执着于必须以最快的速度解决当前的问题，也不再像最初那样焦虑不安了。能够感到"有趣"，本身就是一个很好的征兆。

于是治疗师和小 A 一同进入冥想状态。这是第一次冥想，想要进入状态通常是不太容易的，双方都需要一个适应的过程。治疗师花了一点时间慢慢静下了心，但小 A 好像不太适应的样子，在过程中不断发出声响，改变姿势，到最后也未能彻底静下来。

治疗师感到时间差不多了，便让她去制作沙盘，治疗师则继续进行冥想。在这一段时间里依旧没能进入了一个比较理想的状态。她制作完毕后出声叫治疗师，这时大概过去了约 10 分钟。

治疗师起身去看沙盘作品（图 6-1）。沙盘的中央摆着泉水、水潭与河流，四周摆着各色的树木，右侧有房屋，中央上方有一座白色的观音像。

她主动解释了一下作品："这表现的是人们在水源附近生活的场景，就起名叫

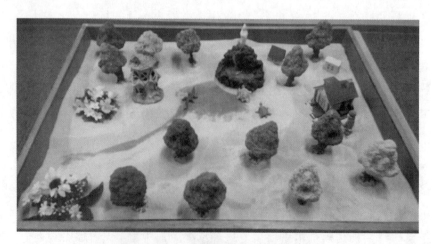

图 6-1 小 A 首部作品"五彩的森林"

'五彩的森林'好了。"我问她制作的时候有没有什么感觉，她说："本来以为我会去想一些特殊的构图，但结果做的时候什么都没想，很自然地看中了什么就摆上了什么。现在觉得挺放松的，一点儿也不紧张。"说完，她抬起头环视了一下整个房间："总感觉周围好像变宽敞了不少，空气好像都变得清新了。"

此次冥想的状态一般，沙盘制作时长正常。作品给人的整体感觉色彩鲜艳，充满生机，无论是树木、花丛，还是泉水，都是小 A 涌现出的生命活力的体现。追求完美的成年来访者在初次制作沙盘时经常会有意识地进行一些构思，但这些构思实际上会对无意识的体现造成阻碍。在这一点上，小 A 在此次制作时便抛开了构思，做到了随心所欲地制作。这是一个很好的状态。制作完毕之后她感到空间变广阔，空气变清新，这些都是感官被打开的标志，说明她已不再将注意力完全集中于自己的内在世界，能够感受到更广阔的外部世界了。

治疗师并没有对小 A 进行任何象征意义角度的作品解释，而是让她带着自己的感受与体会结束了这次治疗。

第 5 次治疗（同年 3 月）

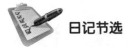 **日记节选**

某月某日　天气：晴

起床时间：9 点。

上午：去大学练琴，感觉比较能集中精力了。

下午：完成了目前正在练习曲目的背谱默弹，然后好好地放松了一下。

今日的感想：早上本想早点起床，早点去学校开始练习的，却怎样都起不来，为此感到非常焦躁。

就寝时间：23 点。

通过这篇日记的内容，能够了解到小 A 现在的状态是在稳步好转的。对弹琴一事不再像先前那样恐惧紧张了，能够比较专注地练习，取得不错的成果，并坦然地让自己放松了一下。但在感想部分也可以看到，她并不能单纯地为自己的好转感到高兴，而是对早上无法按时早起一事耿耿于怀，无法原谅自己。

👉 **点评**

你依旧在为自己的完美主义倾向而苦恼呢，要注意告诉自己"差不多就行了"，能达到理想结果的七成就已经很好了。

读完点评后她点了点头。现在她已经很能明白问题的所在了，只是暂时还无法完全做到而已。

日记指导结束后，进入了冥想沙盘的环节。自第 3 次治疗开始，小 A 便不再抵触沙盘制作，治疗形式也固定为先进行日记指导、后进行冥想沙盘的标准模式。

在共同冥想的环节中，治疗师顺利地进入了半睡半醒的深度冥想之中，小 A 的状态也比较安定，没有再发出各种声响，呼吸平稳有力。在冥想程度足够深之后，治疗师提示她去进行沙盘制作，自己则进一步专注进入更深程度的冥想状态。

此次沙盘制作耗时约 15 分钟。这里的耗时通常与来访者制作的投入程度有关，一般来说，制作越投入，耗时就越长（图 6-2）。

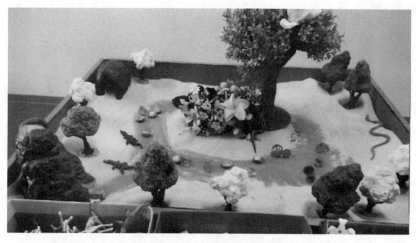

图 6-2　小 A 第二部作品"乌托邦"

沙盘中央是花丛与大树，周围是一圈撒满晶莹玻璃珠的河流，再外围是粉色与绿色的小树。构图呈现明显的中心化趋势，整个作品充满了生机与力量。小 A 站在沙盘旁边，表情很放松，心情也很愉快的样子。她说："这次做的时候是真的什么都没想，就是看这些好看，就想摆。说起来，这种什么都不想的感觉挺舒服的，还有点开心，我也不知道为什么。"她仔仔细细端详了一会儿自己的作品，又抬头看了看旁边的架子："真奇怪，这些玩具模型，看上去好像真的一样。"她说的时候有些迟疑："就是感觉，这些花和树，还有架子上的小人，看着都好像是活的，有生命一样。为什么会这样呢？"对此治疗师没有解释得很深，只是简单地说："这就是沙盘的神奇之处了。你的这种感觉是一种治愈的象征。你还有没有其他的感觉？""有。"她又仔细感受了一下："感觉这个房间好像充满了一种令人安心的味道，我待在这里的时候一点也不会紧张，感觉自己被完完全全地接纳了，不再需要任何伪装。我会不安，会焦虑，会恐惧，但这都没关系，我不必一直去想我必须要怎样做，可以用我最真实的样子，就这样静静地待在这里。"

治疗师完全理解她想表达的意思，这种感受正是"自由且受保护的空间"所带来的，同样是一种治愈的象征。相信这次治疗之后，她在日常生活中的状态也会得到进一步的改善。

最后，她给自己此次的作品起名为"乌托邦"。

第7次治疗（同年4月）

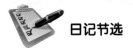 **日记节选**

某月某日　天气：小雨

起床：8点30分。

上午：去学校练琴。最近我虽然有时还会感到紧张和不安，但已经不觉得害怕了。紧张也没关系，谁都会紧张，我只要专心去做好自己该做的事就足够了，没必要一直担心个不停。说起来，我的手好像很久都没有抖过了。

下午：继续练习，进展顺利。

今日的感想：我突然意识到，今天居然已经周五了，总觉得昨天才刚过完周末一样，时间过得真快。这种情况在过去是从未有过的，我这才意识到自己曾经是多么紧绷，才让每一天都过得如履薄冰，度日如年。现在我很放松，也不会再反复去想那些让自己感到烦躁或者消沉的事了，每天都既充实又愉快。

就寝时间：23点。

最近两次治疗，小 A 的精神状态有了明显的改善，不再那样紧绷，眉宇间也少了许多阴霾。在日记中也可以看到，她现在已经能够做到不对自己过度苛刻，顺其自然了。到了这一步，治疗师也没有什么指导的必要了，于是点评只写了"进展顺利"四个字。

共同冥想环节也很顺利，治疗师只用了很短的时间便进入了理想的冥想状态。

此次沙盘制作耗时 20 分钟（图 6-3）。

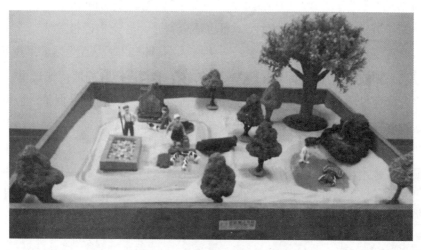

图 6-3 小 A 第三部作品"农家"

沙盘的右上角摆着大树，右侧是树林、瀑布与水池，左侧是农家小院与一家三口的田园生活。整个作品悠闲而宁静。

她将此次的沙盘作品命名为"农家"。当被问起近期的感受的时候，她提起了曾经的一次经历。"我奶奶家的卧室地板上铺的是用了很多年的榻榻米（注：精致的草垫子），那上面有一种特别好闻的，让人感到温暖的味道。我那次回奶奶家，闲来无事就坐在榻榻米上盯着上面的纹路一直看。然后我突然有了一种奇妙的感觉，就像在这里做冥想、摆沙盘时的感觉一样，特别舒服，让人心情都变得很晴朗。啊，对了，"她突然想起了什么，补充到，"刚才在冥想的时候，我一开始还能感觉到旁边坐着人，还有些在意的，到了中途不知什么时候开始，就不再记得旁边有人了。好像整个房间里只有我一个人一样，但一点也不会觉得孤独，反而觉得自由，完全不必在意别人的眼光。"

小 A 在日常生活中也开始能自行建立"自由且被保护的空间"来治愈自身了。这说明，她距离能够脱离治疗，独立面对生活的日子已经不远了。

第 10 次治疗（同年 5 月）

这是小 A 最后一次治疗。最近，她的表情变得轻松愉快了不少，人也更有活力了。

此次有两篇比较有代表性的日记。

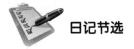 **日记节选**

• 第 1 篇

某月某日　天气：晴转雨

起床时间：6 点。

上午：在学校练琴。现在偶尔还会有一些不安的感觉，但不会持续很久。我只要深呼吸几次，开始做自己的事情，就很容易投入进去，产生一种自己和周围的环境融为了一体的感觉，那些不好的感觉和想法很快便会消失不见了。的确，并不是事事都必须做到完美的，顺其自然就好。放松下来，我反而更能发挥出自己的水平。

下午：自己的课上完以后，我去了合唱队帮他们伴奏，感觉很充实。

今日的感想：今早我像平时一样骑车上学，路上经过了每天都会看到的小公园。以往从未感到这个小公园有什么特别的，但今天却突然发现这里其实也很美。那些高高的大树郁郁葱葱，嫩绿的叶子映在我的眼中，每一片都是那样的生机盎然，好像闪耀着某种光芒一般。下午放学回来的时候，我便停了下来，把这片风景画进了自己的素描本上。

就寝时间：23 点。

• 第 2 篇

某月某日　天气：晴

起床时间：6 点 30 分。

上午：开车去市郊的游乐园。天空很蓝，云朵看上去又白又软，非常好看。

下午：在游乐园里慢慢闲逛，还买了不少小吃边逛边吃。好像在这种地方吃东西都会觉得格外好吃。

今日的感想：无论是开车的时候还是在游乐园中闲逛的时候，都感觉清新的绿色扑面而来。走在游乐园的小道上，什么烦心的事情都没想，内心非常宁静，呼吸也很轻松，肩膀不再沉重。那些困扰了自己那么久的烦恼变得好像从未有过一样，体会到了一种自由的感觉。这个季节的风景真的很美，就像我最近喜欢的那部电影的背景画面一样。

就寝时间：24 点。

小 A 的状态越来越好，可以点评的内容也就越来越少。她在最后的日记中写到的"自由的感觉"应可以理解为从"被束缚状态"中得到解放的标志。这说明，她已经可以靠自己的力量继续走下去了。

☞ 点评

就这样保持下去，逐渐习惯不再追求完美。

共同冥想一如既往地顺利，沙盘制作耗时 20 分钟（图 6-4）。

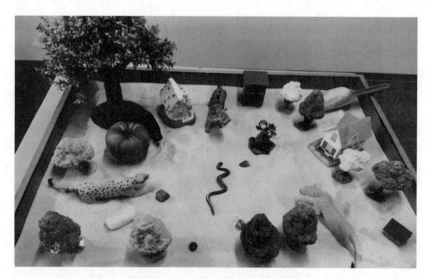

图 6-4　小 A 第四部作品"共存"

沙盘中再次出现了中心化现象，一条蛇与一位天使被摆在了中心，周围环绕着野兽、房屋和绿树，左上角还摆着一棵茂盛的巨木。

　　看着此次的沙盘作品，治疗师产生了一种很特别的感觉。中心的蛇应是小A的自我像，天使是引导者的印象，周围的房屋与植物代表她的生的欲望，而野兽则是死的恐怖。同时，蛇在作为自我像时，通常带有"蜕变"以及"死亡与新生"的主题印象，代表着向新生活前进的意志。虽然治疗师并不提倡对沙盘作品进行详细的象征分析，但此次的印象实在过于强烈直观，便简单地记录了下来。

　　小A说："我感觉这个苹果特别有生命力，水灵灵的，好像现在就能拿起来咬一口一样。"治疗师看着眼前由野兽与绿树组成的圆环，对她说道："这种生命活力很可能就是你的'生的欲望'。实际上，生的欲望与你的焦虑不安是表里一体的，正因为有生的欲望，才会格外地害怕失败。现在你的生的欲望得到了很好的激发，就这样直观地表现出来了。"她很赞同地点头："对，就是这种感觉。在我弹琴的时候，总想着要弹得更好，所以才会觉得紧张。但也正因为有适度的紧张，我才能更好地集中起精神，融入周围的环境中，更好地演奏。"

　　她将此次的作品命名为"共存"。

　　系统的治疗至此就结束了。小A后来在钢琴比赛中取得了优秀的成绩，找回了自信，顺利地度过了她的大学时期。在3年之后她因求职问题又积累了一些压力，情绪再一次变得不安定起来，便又单独来访了一次。在此次来访中，她与治疗师谈了一些关于森田理论中生的欲望与死的恐怖的理解，深入地探讨了一下，又进行了一次冥想沙盘制作（图6-5）。

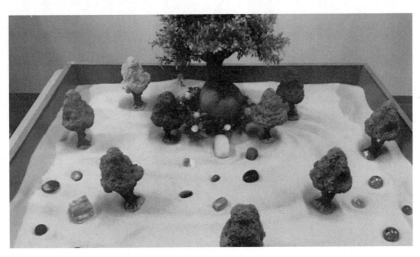

图6-5　小A第五部作品"自然"

此次的作品如同图腾一般，呈左右基本对称的曼陀罗构图。她这样解释："这些彩色的石子感觉带着一些神秘的守护力量。这个苹果代表我的生命，树代表大自然。"她又看了看说："或者该说，整个沙盘都代表了大自然。"

万物皆是自然，"我"也是自然，这是道家所说的"天人合一"的境界，比3年前她最后一次治疗时的状态还要好。我感到小A自己应该能够解决她面临的问题，并不需要担心。事实上，她也的确只来了这一次。后来听说她成功地在激烈的竞争中脱颖而出，被一所优秀的国立大学录用，成为了钢琴专业的大学讲师。

【案例总结】

此案例的治疗从某年1月至5月，历时5个月。其间治疗频率稳定，两周一次，每次50分钟。初诊时来访者对钢琴练习抱有一定的恐惧感，会因过度紧张而双手颤抖，伴有抑郁情绪。5月底治疗结束时抑郁情绪消失，双手也不再颤抖，对钢琴练习的恐惧感弱化为适度的紧张感，来访者可以很好地处理自己的情绪，并独立面对生活的挑战。治疗结束后3年未再复发，仅因压力与情绪问题来访一次，并很快解决，预后良好。

治疗初期，来访者焦虑情绪严重，无意进行"游戏"（沙盘），更倾向于理论方面的学习与直接的行为指导，故要求仅进行门诊森田疗法的理论讲解和日记点评。此期间来访者付出了很大的努力试图转移自身的注意力，更多地关注具体的行动，但效果并不明显，处于稍一松懈便故态萌生的状态。尤其是第2次治疗中关于钢琴考试中"恐惧袭来"的事件，虽然来访者的努力令她完成了考试的任务，却也同时耗尽了她全部的能量，令她感到筋疲力尽。这种只能依靠毅力勉强支撑的状态是难以长久的，也难以产生根本性的心境变化。不过这一时期的努力的确也令她的内心平静了一些，让她在第3次治疗时主动提出了想要尝试冥想沙盘疗法。

冥想沙盘疗法进行到第3次时，即在第5次治疗中，来访者体会到了与周围的空间融为一体的感觉，并在沙具上感到了生机。这代表了生的欲望被成功地激活了。而在此次的沙盘当中，以大树和花丛为中心的曼陀罗构图顺利出现，这代表了她自我的统合与治疗的阶段性转折。来访者所说的"就算感到焦虑与不安也没关系"则表明她已经开始体会到顺其自然的真意了。

即使实施森田疗法，也并非一定要让来访者从早到晚完全按照作业法的规定去做。形式并不重要，重要的是对事物的看法与思维方式的转变。这位来访者原本作息就较为规律，在开始治疗以后也没有刻意增加操作性的作业，而是在原有生活的基础上直接通过理论与亲身体验令其思维方式产生变化，达到不再苛求完美，能够顺其自然的结果。

进行第 7 次治疗时，这位来访者已经能够不去在意自己双手的颤抖，比较轻松愉快地去弹奏钢琴了。同时，"不记得今天是星期几"的现象也意味着完美主义倾向的减轻，不再事事较真儿，生活质量也有所提高。到第 10 次治疗时，她打破了自身的思想矛盾，并理解了"隐藏在焦虑不安背后的生的欲望"的存在。就结果而言，她带着适度的紧张与不安，在钢琴大赛上取得了优异的成绩。

此后 3 年，这位来访者预后基本良好，没有复发。仅在再次面临重大压力时又来访了一次，但凭借自身的力量再一次渡过难关，就职成功。

在治疗过程中治疗师始终没有进行过强力的干预，一直保持着无为而治的态度，等待来访者自身进行改变。可能有很多人会感到这种做法过于保守，缺乏效率，但就结果来说，此次治疗仅耗时 5 个月、10 次便告一段落，并保持此后数年未再复发。这是很多干预性强的心理疗法都无法取得的成果。也因此，在实施这种整合疗法的过程中，保持自身的稳定，不要陷入"必须马上见到结果"的焦虑情绪里，对于治疗师来说是至关重要的。

案例二　为什么周围人都听不太明白我的话

来访者：B 女士，38 岁，护工。

主要问题：因人际关系问题在单位被孤立，经常感到强烈的孤独无助感。

家庭成员：双亲与弟弟，现未婚独居。

治疗师曾经在各地主办过一些整合疗法的体验讲座，B 女士是其中一场讲座的参加者。她在讲座上接触了整合疗法的理论，也体验了冥想沙盘的制作，后来又买了治疗师写的书自行学习了一段时间，在认同整合疗法的基础上来到了咨询室。

治疗师对 B 女士也有着比较深刻的印象，因为在曾有过的短暂交流中，治疗师感受到了一种不好形容的、有些别扭的感觉，沟通不太顺畅。而在此次的初诊中，治疗师了解到了这种感觉产生的原因。

B女士说，她从小到现在一直在为与人交流方面感到困惑、苦恼。别人说的话她只能理解字面上的意思，完全不明白"话外音"是什么意思，更难理解"说话需要分场合"以及"约定俗成"等潜在的含义。而自己的想法要清晰地表达出来，百分之百地被人理解也十分困难，就算表达出来了，别人也经常难以理解。每次自己的想法没法准确地传达给别人时，就会感到格外暴躁，为此经常与人发生争吵，但争吵也总是没有结果的，反而让周围人更加疏远自己。她交不到朋友，没办法与人正常交往，感到没有人理解自己，很孤独，很难受。

治疗师询问了一下她的受教育史以及诊断史，得知她在普通小学上到了5年级，便再也无法忍受学校里痛苦的人际关系，开始拒绝上学。那时也去精神科接受过诊断，医生怀疑她是阿斯伯格综合征（高功能孤独症）的患者，但因那个时代对这个病还没有明确的诊断标准，所以未能确诊，后来就没有再去过精神科了。小学5年级到初中3年级的这几年断断续续地去过学校，但知识大多还是自己通过书本自学的，到了高中就没再去过学校，而是在家通过网络教育的方式继续学习，读到了大专并取得了护工的资格。她后来一直在从事护工的工作，但在每个单位都无法长久干下去，总是很快就会与同事发生冲突，到了无法忍耐的时候就辞职，换工作非常频繁。每次与同事发生冲突的时候她都会感到强烈的愤怒，然后陷入不安、焦虑与抑郁的状态，在抑郁的同时也会感到深刻的孤独与无助感。

阿斯伯格综合征是神经发育障碍的一种，属于先天性疾病，通常可以被概述为"没有智能障碍的孤独症"。患者的重要特征是社交困难，伴随着兴趣狭隘和重复特定行为，并对特定的范畴表现出特殊的执着。在社交方面，患有孤独症或阿斯伯格综合征的人无法从他人的举止和氛围中搜集情报，从而领会对方的感情和认知状态。部分严重的患者完全无法理解表情与肢体语言代表的含义，对于读取字面意思背后的含义不擅长或不可能。而感情方面，患有阿斯伯格综合征的人与许多健全者一样，或对感情有更加强烈的反应，但会对什么出现反应却各不相同。他们只是缺乏"理解他人情绪"的能力，也无法将自己的感情状态通过表情和肢体语言等传达给他人。

也就是说，B女士的社交困境几乎完全源于她自身所具有的先天因素，无论是"难以理解他人""无法让他人理解自己"，还是"对让他人理解自己一事极为执着，并因此陷入负面情绪的旋涡"，都与她阿斯伯格综合征的特性有所关联。而令人遗憾的是，与现今绝大多数先天性疾病一样，目前为止阿斯伯格综合征还没有有效的治疗方法，她先天的特性无法被改变，只能尽力让她适应自身的特性，同时适应这个社会。

不过，治疗师也同时在她的困境中看到了思想矛盾与精神交互作用的痕迹。她对表达自己的意见一事非常执着，对周围人的言行极度敏感，又对理想化的人际关系过度期待，这是她的思想矛盾或者说是思想认识上的偏差。这种思想矛盾导致她积累了大量的压力，压力令她出现了不安、焦虑、抑郁等症状，对自身特性及症状的关注与自责又导致了精神交互作用的恶性循环，令症状逐渐加重。而切断精神交互作用的恶性循环，改善人际交往中执着地关注双方对语言交流的理解程度，便是整合疗法可以工作的部分。

这是治疗师第一次接触带有孤独症类似症状的来访者，并不确定整合疗法能够起到多少作用，但想尽力而为。治疗师向 B 女士简单地说明了一下自己的分析与判断，也明确地告知了整合疗法能够改变的部分和改变不了的部分，取得了她的知情同意。因为她对整合疗法已经有过相当程度的了解，这部分进行得格外顺利。然后一起定下了治疗的设置，原则上两周进行一次，每次 50 分钟。前 20 分钟为森田日记指导环节，接下来 10 分钟为共同冥想环节，剩余时间为沙盘制作环节。

第 1 次治疗（某年 12 月）

B 女士按时来到了咨询室，并带来了这两周的日记。因她的特殊性，治疗师决定不再将她的表情动作作为参考进行描述，仅记录更为客观的内容。日记与谈话内容为便于理解，有一定程度的文字修饰。

此次比较具有代表性的日记有两篇。

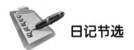 日记节选

• 第 1 篇

某月某日　天气：晴
起床时间：7 点 40 分。
上午：工作。
下午：工作，做家务。
今日的感想：最近对同事 S 传达了一些工作方面的内容，但她一直没有弄懂我的意思。这让我感到极为愤怒，今天早上从看到她的那一刻就开始火大，一整

天都没让心情平静下来。

就寝时间：23 点。

• 第 2 篇

某月某日　天气：晴

上午：工作。

下午：工作，做家务。

今日的感想：今天傍晚的时候，同事 K 又把工作的程序搞错了。我之前明明已经提醒过她了，但她还是错了！我为此发了很大的脾气，冲动地半途扔下了工作直接回家了。但就算这样我的怒火还是持续了好几个小时，根本平复不下来。

就寝时间：23 点。

治疗师依旧首先关注了来访者记录下的作息时间。B 女士的作息有些特别，起床时间很明显地分为了 3 类：4—5 点起床的日子、7—8 点起床的日子和 10—11 点起床的日子。治疗师询问了一下关于这方面的情况，她表示这是工作排班所致。排到早班时需要 5 点前起床，晚班的话可以睡到 7 点多。平时没有午睡的时间，晚上也有许多家务要做，不能早睡，于是只能在休息日的时候多睡一会儿。

像这种因为工作原因导致作息无法规律的情况，就算因此在一定程度上令症状有所恶化也是不能多加干预的，只能从其他角度入手。毕竟治疗的目的是要帮助来访者更好地适应工作与生活，若因治疗而打乱了原本尚能维持的生活节奏，便本末倒置了。

接下来治疗师关注了 B 女士上午与下午的具体行动。日记内容基本是清一色的工作与家务，就连休息日也难以见到特殊的活动，或与个人爱好相关的活动。从这里可以看出 B 女士与大多神经质素质者不同，生活过得非常简单朴素，也没有太多的与思维活动有关联的生活习惯或消遣方式。于是，这部分也没有太多干预的余地。

而在"感想"中书写的内容，则是 B 女士在日常生活中面临的困境的记录。因沟通不畅导致无法控制的愤怒情绪严重地影响了她的工作生活与精神健康，想要寻求解决之法。但她的困境的大部分都因为先天因素而无法改变，可以工作的部分并不多，在进行点评的时候也必须考虑到她的特殊情况。

治疗师此次写下的主要是一些"对症"的建议。

☞ **点评**

当你感到愤怒、焦急、暴躁的时候，不妨先将它们"暂时搁置"一下。与其说一直去想这些事情，不如将注意力放在其他的行动上。请专心去做那些"现在不得不做的工作"。此外，将感官打开，多多关注外界的自然风景也是很重要的。你可以多去看看外面的风景，现在正值晚秋，树叶的颜色是非常美丽而多变的。

对点评的内容，B女士没有提出什么异议。

其实治疗师也知道此类建议的作用可能很有限，可能只能起到一个为她指引方向的作用。真正想要改变她的感受，还是要依靠冥想沙盘所带来的潜移默化的效果。

下面开始共同冥想的环节。因B女士曾在讲座中体验过冥想与沙盘制作，所以不需要进行太多的解释，进入状态也比一般的来访者要快上许多。第一次共同冥想，治疗师便成功地进入了一个比较理想的冥想状态。随后B女士进行沙盘制作环节，耗时约10分钟（图6-6）。

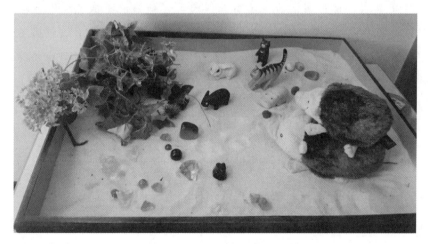

图6-6 B女士第一部作品

沙盘的左上方是一片绿色，左下方是彩色石块的区域，右上方是一些小动物，右下方则是一大一小两个刺猬的毛绒抱枕。沙盘作品带有比较明显的区域感，但也同时能够感到其中包含的生命活力。尤其是左下方的部分，能够将抱枕这种体积的物品放入沙盘内的来访者是非常罕见的。

B女士看着自己的作品，这样说道："这应该是在表达回归自然一类的意思吧，我自己也不太清楚。这次的状态不如讲座那时的好，注意力不太集中，没太投入进去，做出来的东西也不太满意。"

对此治疗师没有进行任何评论，只是这样听着。要适应新的环境自然是需要时间的，她的状态其实已经很不错了。

第3次治疗（次年1月）

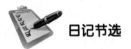 **日记节选**

• 第1篇

某月某日　天气：晴

起床时间：11点。

上午：今天休班，在家打扫卫生、做饭。

下午：同上。

今日的感想：最近，稍微能体会到一些一人独处的乐趣了。不过一想到自己居然不擅长与人相处到这种地步，还是会觉得自己很没用，什么都做不好。心情不好的时候，我去阳台上看了一会儿天空。今晚月色很美，星星也静静地闪耀着。这样待了半个多小时，感觉好多了。

就寝时间：24点。

• 第2篇

某月某日　天气：多云

上午：工作。

下午：工作，做家务。

今日的感想：无论我是开心还是愤怒，是与人争执还是与人和解，抬头看一看，广阔的天空总是那样一成不变。

就寝时间：23点。

在这一个月中，B女士出现了一些变化。首先，她开始能够体会独处的乐趣了，这说明她的情绪方面对他人的依赖开始减少。若对他人过于依赖，便是在将自身的理想强加于他人身上，而当他人无法达到这种理想的时候，原本的期待就会产生强烈的思想矛盾，令情绪乃至症状恶化。所以森田疗法并不特别强调与他人建立关系，而是主张顺其自然，按照生活实际需要来决定应该怎样与人相处，不对他人要求过多。B 女士现在能够享受独处，正说明她在建立关系这方面的思想矛盾正在被打破。但这种打破还不彻底，所以她才依旧无法接受自己"不擅长与别人相处"这一事实。

其次，她的感官正在向外界打开。起初，她的情绪烦躁失控的时候会一直沉浸其中，很长时间都无法自拔，但现在她会选择仰望星空，去感受夜色的宁静与美好，这样让心情更快地平静下来。在第 2 篇日记中，她甚至自行体悟到了一些道家的理念，觉察到了在广阔的世界中自己的烦恼其实渺小到不值一提。

于是治疗师在点评中对她的体悟进行了肯定。

☞ **点评**

像这样对外界自然有所体悟是非常重要的。在看到广阔的风景的时候，人们经常会忽有所感，感到其实不必再执着于自身的那些负面情感。此外，能够充实地度过独处的时间或者说让生活很充实也是很重要的。

B 女士对点评的内容表示接受。

共同冥想的环节一如既往地顺利进行，治疗师很快便进入了深度冥想状态，能够感觉到身体变得轻盈，好像在被周围的空间保护着，又好似整个人都融入了温暖的空气之中。

沙盘制作耗时 15 分钟（图 6-7）。

沙盘的四角全都摆上了花丛，中间是一座高高的沙山，一个日式的女神像被放在了山顶，山的周围则摆着一圈动物。此次的作品有中心化的趋势。

B 女士说："我感觉已经很习惯这个地方了，不会感到紧张，制作的时候也能很投入，"她静静地深呼吸了几次，"我在这里感觉很舒服。空气很干净，环境又好。我有一种好像被这个房间保护着的感觉。所有的幸福都集中在了这里。"她指着沙盘中的山丘，示意"这里"。

她的注意力集中在沙盘制作时，一切烦恼都被抛在脑后，这种体验使她愿意

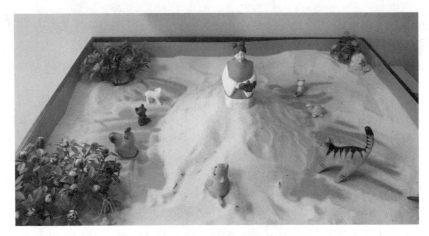

图6-7 B女士第二部作品"安宁之地"

从事沙盘制作，借以缓解负面情绪。这可以作为一种经验，当自己烦恼时，去关注烦恼以外可以引起自己关注的事物，往往可以减轻负面情绪。

此次的作品被她命名为"安宁之地"。

第 5 次治疗（次年 2 月）

 **日记节选**

• 第 1 篇

某月某日　天气：晴
起床时间：4 点 50 分。
上午：工作。
下午：工作。
今日的感想：今天从早上开始就有一种强烈不安的感觉，只觉得脑袋发懵，情绪又低落得厉害，连想死的念头都出现了。但我也没有急着去做些什么来让这些感觉消失，而是一边做着手头的工作，一边不时向窗外看去。窗外有让人感到温暖的阳光，有流动的云朵，还有正在盛开的梅花。这样过了一会儿，突然就产生了一种冥想的时候有过的感觉，很安宁，那种可怕的不安感也很自然地消失了。这真是一件不可思议的事情。下班回家之后，原本一直都能感觉到的孤独和消沉都变得不那么强烈了。

就寝时间：23点。

● 第2篇

某月某日　天气：阴

起床时间：5点。

上午：工作。

下午：工作，做家务。

今日的感想：今天骑着自行车走在上班的路上，感觉周围的景色像流水一样在向身后流淌，迎面而来的风中带着花朵的香气。那感觉和冥想有些像。今天的工作一件又一件地被我完成了，完成工作的感觉很好，充实，有成就感。在人际关系方面，我和同事们的意见还是很不一致，但我意识到自己好像有些过于固执了。我一直觉得必须让别人赞同我说的，非这样不可，没办法接受观点的不一致。可能就是这一点让我始终无法与周围人很好地相处吧。今天突然有了这样的想法。其他方面就像我先前写到的那样，最近发现多亲近自然好像能让自己不那么孤独了，能好受一些。

就寝时间：23点。

在第1篇日记中，B女士写到了一次"不安感的发作"。这种体验对她而言并不常见，也是首次出现在日记中。情绪低落到出现厌世念头，可算是一次比较清晰的痛苦体验，但一直以来很容易陷入情绪中难以自拔的她却成功地用"顺其自然，为所当为"的方式化解了问题，不但没有影响到自己正常的工作，而且没有在这些负面情绪上消耗太多精神能量，轻松舒适的感觉持续了相当长的时间，甚至令惯常的孤独与消沉感都得到了缓解。

在第2篇日记中，她写到了一种"风景像在流动一样"的感受。这是接受冥想沙盘疗法的来访者经常能体会到的一种感觉，意味着感官与自我的向外打开与扩散，令他们在日常生活中也能像在咨询室中一样对自身产生治愈的效果。大多数来访者都是在治疗的最后阶段才会出现类似的感觉，从这个角度来说，B女士真的很适合冥想沙盘这种疗法，也很容易进入状态，进展很快。这是否与她先天的特性有关还不得而知，但也同样由于她的特殊性，接下来是否会发生与一般来访者相似的变化也未可知。对此，只能静观其变。

在第 2 篇日记的后半段，B 女士写到"意识到自己为人处世有些过于固执了"。这是她第一次对自身的特性产生自知力，而且是在治疗师从未对此进行任何提示的情况下。很多时候，这种自知力的产生才是治疗过程中最难的部分。也只有像这样靠自己的力量产生自知力，接下来才能更好地调整自己的期待。

☞ 点评

　　在骑车的时候你体会到与自然融为一体的感觉，这非常好。在你的被束缚状态减轻以后，不但工作方面能够变得顺利一些，还能意识到一些平时自己注意不到的变化，发现一些平时注意不到的性格倾向方面的问题。

B 女士对点评表示接受。

共同冥想环节，治疗师的状态很好。背后传来的拨弄沙子的声音令人感到心旷神怡。

沙盘制作耗时约 15 分钟（图 6-8）。

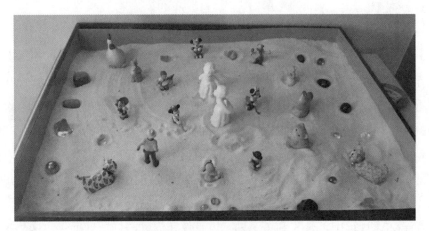

图 6-8　B 女士第三部作品

这一次的沙盘作品也呈现非常典型的曼陀罗构图，中央是两个白色的娃娃，周围围绕着一圈一圈卡通、人物、动物形象的沙具，最外面一圈是彩色的石子。唯一特别的是这个同心圆的中心具有自我像的沙具并不只有一个。这两个极为相似的娃娃让人产生了一种"接受、融合"的印象，好像一直以来都被她的自我意识拒之门外的先天特性正在被接纳为自我的一部分。

B女士说："这一次我做得非常投入，很有一种在'玩'的感觉，而且玩得很开心。我感觉最近在生活中经常不经意地就留意到了周围的自然风景，再也不用刻意让自己一定要去看什么、想什么了。脑袋放轻松许多，什么都不纠结的时间变得很多，很容易就能开始行动，连身体都好像变得轻盈了不少。工作里那些烦心事，还有人际关系里的那些问题，基本都能够暂时放到一边不去管它，放着放着自己也就都不在意了。其实仔细想想，就算没办法让别人完全明白自己的想法也无所谓，这不是很大的事。一直以来我是不是对周围人苛求太多了呢？"

在接下来比较长的一段时间里，B女士一直在稳定自己的状态。她虽然以相当快的速度感悟到了许多，也比最初看得开、放得下了，但想要改变一些与生俱来的东西还是很困难的。因此她的稳定期也比一般人来得要长，在接下来的数月中没有再产生过什么突破性的进展。

在此期间，沙盘的中心化现象又出现了两次，一次在4月份的第9次治疗中，另一次在最后的第16次治疗中。

第9次治疗（次年4月）

日记节选

• 第1篇

某月某日　天气：晴
起床时间：7点。
上午：工作。
下午：工作，做家务。
今日的感想：现在是樱花盛开的季节，在上班的这一路上，到处都有樱花瓣在漫天飞舞。我一边骑着车，一边却想起了单位里同事之间的那些烦心事，连胃都跟着疼起来了。我其实知道这其中有很多都是自己的原因，但还是会觉得很难受。一路走得很勉强，焦躁得不得了，也喘不过气来。但当我回过神来的时候，发现自己正站在漫天的樱花瓣里。然后突然之间，我就觉得其实什么都无所谓了，这些烦心事，不去想也没关系。后来我到了单位开始工作，埋头于眼前一件又一件的工作之中，不知什么时候那些焦躁的情绪就消失了。与单位的同事和新人相处其实也没有那么糟，只要保持最低限度的接触交流就可以了。

就寝时间：24 点。

• 第 2 篇

某月某日 天气：阵雨

起床时间：6 点。

上午：工作。

下午：工作。

今日的感想：早上醒来，一想到自己马上就要去上班了，就感觉心情非常沉重。虽然如此，我还是按时出发去上班了。在离单位不远的一条种满樱花的路上，花瓣和细雨一起在空中飞舞，有许多都湿漉漉地粘在我身上了。如果是从前的话，一定会觉得"怎么会遇到这么倒霉的事情呢"，但这一次不知道为什么，我不但没觉得烦，甚至觉得心情变得愉快了起来，觉得"大自然其实就是这样的啊"。真是不可思议，单位同事的事也好，今后的人生也好，在大自然的广阔面前瞬间都成了无关紧要的小事，变得怎样都好了。而且与此同时，我的心中还涌出了一种"想要去做点什么"的欲望。虽然现在还没有一个明确的目标，但这种感觉让我充满了动力。

就寝时间：23 点。

能看到 B 女士在这段时间中越来越多地亲近自然了，虽然仍时常会出现情绪低落、纠结烦躁等问题，但都能通过"顺其自然，为所当为"的方式自行化解，逐渐变得能够想得开、放得下。比较值得注意的是第 2 篇日记的最后，她写到自己"产生了一种想要去做什么的欲望"。这是她涌现出来的强烈的"生的欲望"，期待她将这种行动意欲转化为实际行动的那一天。

> 👉 **点评**
>
> 你在不知不觉中便融入了自然，这种体验是十分难得的。在这种状态下，你的负面情绪自然而然地消失了，你也对那些单位里的事情不再执着了。你产生的"想要去做点什么"的欲望是你的"生的欲望"，当你能够与你感受到的焦虑、不安共存，并继续保持去做自己该做的事的话，这种力量就会涌现出来。请珍惜这种感觉，并保持下去。

　　冥想环节治疗师的状态照例很好，在 B 女士制作完沙盘过来叫时，治疗师有一瞬忘记了自己现在身在何处（图 6-9）。

　　沙盘的中央是一棵树，树下环绕着 3 个人物，外围则是一些建筑物与车辆。B 女士说："以这棵大树为中心，周围有几条街道，动物和植物共同存在于这里。天空中有雷光，但不是那种危险的感觉，而是很有力量的印象。我这次的作品表现的是纯粹的大自然。"

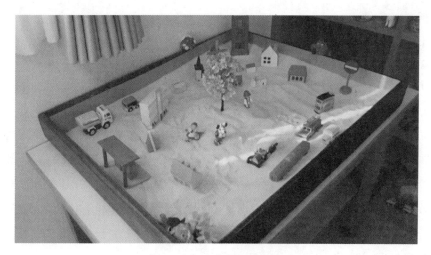

图 6-9　B 女士第四部作品

　　此次沙盘作品的大半都是具有人工造物印象的街道的景象，B 女士却说这表现的是纯粹的大自然。这一点很值得深思。她又补充道："说起来，这个作品跟窗外的那片公园有些像呢。"从咨询室的窗户向外看去，能看到高耸的大树、小小的公园空地，还有公园周围的街道，的确与沙盘作品非常相似。可以推测，B 女士想表达的应是一切外物皆是自然的观点。庄子在《齐物论》中提出，世间万物都是齐一的，并没有什么分别。既然都是齐一的，那么究竟是否是人工造物又有什么分别呢。原生态的风景是自然，人造的风景也是自然，雷电既可以是可怖的，同样也可以是充满巨大力量的。托 B 女士的福，治疗师自身也获得了极大的启发，对"道"的理解又深了一步。

第 16 次治疗（次年 9 月）

　　这是 B 女士最后一次治疗。在这段时间，她不但稳定住了自己的状态，而且稳扎稳打地取得了更大的进展。她与几位曾经共事过的同龄人恢复了联系，在一定程度上发展出了友谊关系，并能够自发地去进行一些社交性的活动了。

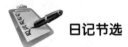 **日记节选**

某月某日　天气：晴

起床时间：5点。

上午：工作。

下午：工作，与朋友一起去喝酒。

今日的感想：早上起来，把窗帘打开的时候，天色还没有大亮。从窗外吹进来的风带着一点凉意。不知不觉中，夏天过去了，又是一个新的季节。在工作的时候我也打开了窗户，吹了吹风，然后就感到为了人际关系这种事情烦恼了这么多年的自己真是傻得可笑。再次投入工作中，烦心事自然而然地与时间一同流走了。最近，那些一直困扰着我的烦恼渐渐变得无关紧要，想要做些什么的欲望变得强烈了起来。我决定去考一个专业护理顾问的资格证书，并开始了这方面的学习。我知道学习和考试可能会给我带来很大的压力，也可能会让我的状态变差，但我还是想尽我所能去试试看。

就寝时间：23点。

能看得出来，B女士已经基本从被束缚状态中解放了出来，比较好地适应了当前工作生活的环境。她结交到了友人，与友人进行了一般意义上的社交活动并享受这一过程。这在过去的她看来是难以想象的。她的"生的欲望"产生的行动意欲转化为了明确的目标，她即将面对新的挑战，开启人生新的一章。

治疗师的点评非常简单。

> **☞ 点评**
>
> 进展得很顺利，面对今后新的挑战请加油。

在接下来的冥想中，治疗师于半睡半醒之间感到胸口有一种躁动的感觉。这种躁动并不会让人觉得难受，而是带着一些兴奋与活力，让身体充满了力量，产生了一种马上就想大展身手的冲动。

此次沙盘作品的照片很遗憾未能保存下来，但那的确是非常标准又漂亮的曼陀罗构图。中央依旧是大树，树周围有拉手风琴的人、食草动物、食肉动物以及天使等，整齐地围成了几圈。所有的沙具都给人一种活跃生动的感觉，就好像他们真的在随着音乐起舞一般。

B女士说："这里是乐园，它并不遥远，就在我们身边。乐园里也会有一些凶猛危险的可怕动物，但这种可怕的感觉其实也很有魅力。"

治疗师在她身上感到了强大的动力与勇气，以及对未来的期待。

此后，B女士的各方面都走上了正轨，因为要兼顾工作和学习变得非常忙碌，便终止了治疗。治疗师没有再收到过她的消息，她也没有再出现在治疗师的咨询室中。相信她已经能够好好地自己走下去了，就算再遇到什么困难，现在的她也已经拥有了一定的力量。

【案例总结】

此案例的治疗从某年12月至次年9月，历时10个月。其间治疗频率较为稳定，原则上两周一次，一次50分钟，后期因来访者状态良好延至一个月进行一次直至结束。初诊时来访者深为人际关系所苦，与人交流困难，情绪时常失控，伴有焦虑、不安、自我评价低、抑郁等问题。且因来访者具有先天性疾病阿斯伯格综合征的诸多特性，导致可以工作的部分很受限制。经过10个月的冥想沙盘森田整合疗法的治疗，该来访者接受了自身的特性，提高了适应周围的工作生活环境的能力，抑郁不安等症状消失，生活质量也有了很大的改善。

该来访者在整合疗法的理论与实践方面有一定的基础，且平日生活简单朴素，在治疗初期较快地适应了咨询室的环境，接受冥想的治疗十分顺利。在第3次治疗的冥想环节中，她便产生了"好像被周围的空间保护起来"的感觉，这意味着来访者与治疗师两人之间建立了较深的"连接"。该来访者已经认可本治疗室是具有治疗效果的"自由且受保护的空间"了。与此同时沙盘的中心化现象出现，说明来访者体会到"沙盘制作带来的幸福感"。此次治疗之后，来访者便能够比较容易地用"顺其自然，为所当为"的原则和方式来化解自身的负面情绪，并对自身的特性产生了一定程度的自知。在第5次治疗时，来访者在沙盘制作环节感悟到了忘我投入沙盘制作的感觉，这是人的感官与自我向外界打开的标志。此时她的生活质量已有所改善，而后进入了较长的稳定期。

在接下来为期6个月的稳定期，通过整合疗法的日记为媒介，治疗师指导她进行正确的生活方式，令她感受到与自然相融合，自己的感官进一步打开，从被束缚状态中解放出来，变得能够接受并很好地处理情绪低落等状态。她的生的欲望被成功激发，精神能量不断向着生的欲望伴随的行动方面流动，涌现出了强烈的行动意欲，并将意欲转化为了"考取护理顾问资格"的具体行动目标。在此阶段，她已经能够与人建立一定程度的友谊关系，并自发地进行一些社交活动了。社交能力也有所提高，能够更好地融入社会之中。此案例的结果表明，虽然整合疗法无法令孤独症类患者的先天特性产生变化，但也并非对此类来访者毫无效果。来访者的思想矛盾和精神交互作用可以被打破，他们能够更好地接纳自己，与自身的特性共存，也与周围的社会环境共存，从而提高他们的生活质量。但需要注意的是，此一例疑似阿斯伯格综合征的来访者无法代表整个阿斯伯格综合征群体，孤独症患者目前也没有相关的成功案例可供分析，整合疗法的作用是否具有普遍性尚无法得出明确结论，需进一步的研究与探索。

案例三　下一次什么时候会发作呢

来访者： C女士，34岁，已婚，兼职护理。

主要问题： 曾有过惊恐发作的经历，现仍对是否会再次发作抱有极大的恐惧，并存在一定程度的药物依赖。

家庭成员： 与丈夫（工薪族，40岁）两人独住。

C女士前来初诊的时候，穿着颜色柔和的宽松服装，脸上带着淡淡的笑容，对咨询师的态度非常好。在治疗师的询问下，她开始讲述自己的情况。

困扰C女士的主要问题是惊恐发作。她在读大专的时候经历过一次重大的地震灾害，在那时首次出现了惊恐发作的情形。那一次的发作给她留下了极深的恐怖印象。此后几年偶有发作，但都未曾前往医院就医，一直是自己坚持。在7年前，她开车去单位的途中再次发作，出现了极大的惊恐感，并伴随胸闷与呼吸困难等症状，无法继续驾驶，也导致车子停在了马路当中，造成了严重的交通堵塞。好心人叫来救护车将她送往医院，经过一系列的检查排除了身体器质性的问题，后由精神科医师诊断为惊恐发作。她在医师的指导下开始接受药物治疗和认知行为疗法的治疗，发作次数有所降低，也重新拥有了驾驶车辆的能力与资格。

但她依旧对"是否会再次发作"一事抱有深深的恐惧，就算医师建议她考虑适当减少药量准备停药，她也因为害怕发作而无法做到，并隐隐出现了药物依赖的问题。在日常生活中她也极易陷入严重的焦虑不安之中，时常因琐事而情绪崩溃。

治疗师注意到，C女士说到恐惧、焦虑、崩溃等情况时，脸上依旧带着几乎不变的笑容。这自然不会是因发自内心的愉快而出现的笑容，只是一种社交性的表情，像面具一样始终戴在她的脸上。她也非常注意自己的用词，每一句话都像是经过了深思熟虑一般，既克制又拘谨，连呼吸都小心翼翼。

治疗师又询问了一下她的成长经历。她有3个兄弟姐妹，在4人中排行第二。父亲重男轻女的思想严重，又是家中威严的大家长，她作为次女在家庭中没什么地位，没有人关心她的意见与感受，父母都只希望她能够听话、懂事。她从小就擅长察言观色，努力去讨好迎合父母与其他兄弟姐妹。其实从小学中高年级起，她便时常会感到原因不明的胸闷与心悸，也会无故感到强烈的不安与恐惧，只是还未到惊恐发作的程度而已。这些不适的体验她从未对父母提起过，只是独自默默承受。她的自我评价很低，习惯性地将一切问题归咎于自身，并试图用更加小心谨慎、迎合讨好的方式回避问题，却时常不能如愿，导致自我评价进一步降低，在日常的工作生活中如履薄冰。在26岁时结婚，丈夫是因工作关系认识的，选择结婚的理由是"年龄到了"以及"条件合适"，与丈夫的感情基础并不深厚。婚后第2年因惊恐发作开始了药物治疗，将工作辞去做了一段时间的专职主妇，后在状态稍好的时期恢复了兼职。由于一直在服用精神类药物，害怕会对孩子造成不好的影响而没有怀孕，至今无子。

C女士是非常典型的森田神经质素质者，是整合疗法的适应人群。只是，她在接受了7年药物疗法和认知行为疗法的前提下依旧没有明显的好转，其神经质倾向应是相当深刻而顽固的，治疗起来也有些难度。治疗师向她介绍了森田日记指导和冥想沙盘的相关理论和实践方法时，她表示已经提前买过书学习过其中的内容了，是在理解了整合疗法理论的基础上前来求助的。她还表示曾按照书中介绍的方式试着冥想过，但似乎有些不得要领。因此治疗师只简单地指出了她的思想矛盾与精神交互作用，便商议着定下了治疗的频率与形式。此次治疗依旧采用整合疗法的标准形式，频率为两周一次，每次50分钟，前20分钟为日记指导环节，接下来10分钟为共同冥想环节，剩余时间为沙盘制作环节。

第 1 次治疗（某年 5 月）

C 女士按时带着两周份的日记来到咨询室。她的状态看上去没有很大变化，依旧带着礼貌的笑容，有些拘谨。她的日记用铅笔书写，纸上有很多反复修改的痕迹。

 **日记节选**

某月某日　天气：阴

起床时间：5 点 40 分。

上午：做家务，采购，买回了一些果冻。

下午：去工作，因为觉得很困，便喝了一杯咖啡。

今日的感想：在下班回家的路上，我开着车子突然又产生了那种强烈的不安与恐惧的感觉。我及时把车停在了路边，努力把注意力转向了外界，深呼吸。然后那种感觉就慢慢地消失了，没有真正发作起来。还有，今天我在单位和同事打了招呼，但她没有理我。原本我对这种事是非常在意的，总是会忍不住胡思乱想很多事，也会消沉很久。但这一次我忍耐住了，没想那么久。也许是我开始觉得无所谓了吧。

就寝时间：22 点 30 分。

治疗师照例优先关注了 C 女士的作息时间，并询问了一些具体的情况。她每天需早起给丈夫准备便当，闹钟定的时间是 6 点。但她的睡眠很浅，经常会在闹钟响起之前自行醒来，睡眠时间常年在 7 小时以内，就算困倦也难以睡着。在这种情况下，对作息进行干预反而会让她过度关注自己的睡眠状态，令精神交互作用加重，因此治疗师没有在这方面进行点评。

上午及下午的行动是她一贯的生活内容，没有额外刻意增加"作业"，治疗师也不打算对此进行建议。从她"感想"部分的记述中，能感受到她是在用认知行为疗法的方式来运用森田疗法的，强迫自己将注意力转向外界，以及强迫自己停止负面的思考。虽然她本人感觉"也许是我开始觉得无所谓了吧"，但治疗师却并不这样认为。C 女士自幼便是擅长察言观色的"懂事孩子"，会本能地讨好他人，试图完成他人眼中的"正确答案"。此次的日记内容也因此很可能具有讨好治疗师的部分。用意志力强行转移自己的注意，或凭借"忍耐"来强行终止负面思考并不是一件轻而易举的事情，也会消耗大量的精力让人感到疲累，但这些在 C 女士的日记中完全没有提及，而是表现出"自己已经顺利地在好转了"的样子。这很可能是她本能地想在治疗师面前表现出"已经取得好的效果"的结果。

但这一部分思考只是治疗师心中的评估，并不会体现在点评内容中。如何让来访者从"强迫自己做到"变为"自然而然地做到"，需要的并不是语言性的明确指导，而是冥想所带来的深层变化。只有来访者靠自己的力量体悟出来的，才有意义。

于是治疗师的点评依旧以肯定和"对症"为主。

👉 **点评**

在不安感出现的时候，你能通过将注意力转向外界以及深呼吸的方式让自己平静下来，这很好，请记住这种感觉和这个经验。此外，你在单位向同事打过招呼了，这就是将自己该做的事情做好了。对方是否回应你，这是对方的问题，而不是你的问题，也不是你所能掌控的部分。要分清这一点，不要试图去掌控自己力所不能及的事情。

在不少日记中，"感想"的部分她什么都没有写。

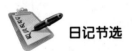 **日记节选**

某月某日　天气：晴
起床：5 点 30 分。
上午：将从国外出差回来的丈夫带的礼物送去了娘家。
下午：把礼物送到叔叔家。
今日的感想：没什么特别的。
就寝时间：23 点。

通过上午和下午的内容可知，这一天中发生了不少与平日不同的事情，见到了许久未见的父母和叔叔。一般来讲，这些时间总会引起一些思考或对过去的回忆，不应是"没有感想"的。治疗师又看了看 C 女士写了感想的其他日记，发现她写出的部分全都是能够体现出整合疗法在生活中应用的内容，除此以外的感受、感想、对他人的看法与评价等完全没有涉及。治疗师推测，这种情况可能是由于她认为治疗师"更希望看到整合疗法如何被应用"的情况，其他的内容"都与治疗无关"，所以不必去写。这一点也能反映出她的讨好倾向，同时也说明了她极不擅长向他人表达自己真正的感受与想法，习惯性地将自己深深地隐藏了起来。

只是，要让她放下防备，舒展开自己的内心体验，同样需要她自身的体悟与实践，不能由他人直接指出问题所在。治疗师虽有心对她不写感想的问题进行干预，但需要谨慎地选择用词。

最后治疗师这样写道：

☞ **点评**

请多写一些关于外在自然的内容。

这样可以在不触及内在问题点的情况下，让她主动地将注意力多放在外界，从而减少对内在的关注，并传达出"希望每日的感想都有具体的内容"这一信号。

C 女士在读到这一条点评的时候表情有了些变化，有些局促不安，但她始终什么都没有说。治疗师深刻地感到，恐怕在她的感知中，再柔和的建议都会被解读为对她的批评与失望，让她产生挫败感和惶恐不安的感觉，加深"自责—注意力集中于问题—症状加重"的恶性循环中。治疗师再次在内心告诫自己不可操之过急，干预要尽可能地降到最低，要致力于在咨询室中形成高质量的"自由且受保护的空间"，让空间和时间将其慢慢治愈。

接下来是共同冥想的环节。这是治疗师与 C 女士第一次进行冥想，她又是比较拘谨的性格。治疗师本以为冥想的过程会遇到一些阻碍，但出乎意料的是，冥想进行得非常顺利。治疗师很轻易地放松了下来，调整好呼吸，慢慢进入了半睡半醒的状态。治疗师猜想，这可能与她曾自己进行过冥想的练习有关。

沙盘制作耗时 15 分钟（图 6-10）。

C 女士选择纵向使用沙盘。沙盘中间是一片墓地，墓地后面是背靠着大树的两尊大佛，周围是排列整齐的树木、山水和佛塔等，具有一定的宗教色彩。

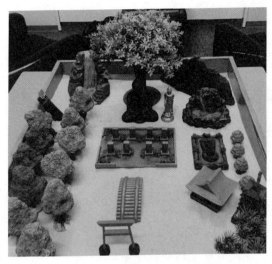

图 6-10　C 女士第一部作品

C 女士说："这是在表现扫墓的情景。我挺喜欢这种被神佛守护着的环境。"然后她指着佛像背后的那棵大树说："这棵树我感觉非常重要。"

绝大多数来访者在制作沙盘时都会选择横向使用沙盘，只有极少数人会选择纵向使用。纵向的沙盘左右两侧空间狭窄，会给人紧张、局促的感觉，通常会这样进行制作的来访者都很缺乏安全感，需要严密地保护易受伤的内心。而沙盘中整齐排列着的大体积沙具将左右两侧及后方紧密地包围了起来，这便是进一步的保护。佛像与巨大的树冠保护着中央的上空，代表神域入口的红色鸟居（注：鸟居，指的是类似牌坊的日本神社附属建筑，代表神域的入口，用于区分神栖息的神域和人类居住的世俗界）与同色的桥梁则守住了前方。这种布局可以让中心区域得到全方位的保护，不会被来自任何方向的攻击所伤。

这一次的沙盘作品很好地将 C 女士的内在状态呈现了出来。她通过摆放沙具的这一行为在自己的内心世界中建立起了被保护着的空间，缓解了自己的不安全感，在一定程度上取得了内心的平静。所以她的作品虽然呈现出了安全感的缺乏及强迫性，但成品却并不会让人感到难受，反而多了一种"安心"的感觉。最高的大树应是整个被保护的空间的基础和支柱，所以会给人"格外重要"的感觉。

第 2 次治疗（同年 6 月）

到了 6 月的时候，C 女士的脸色看上去就比初次见面时好了不少，稍稍有了些放松的感觉。她说："我最近感觉状态不错。先前就一直在学习插花艺术，现在想再提高一下自己，在考虑要不要去东京听一个有名老师的课。"

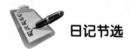 **日记节选**

• 第 1 篇

某月某日　天气：晴

起床时间：5 点 40 分。

上午：做家务，写前一天的日记。

下午：去了咖啡厅，给家里的小院子除草。

今日的感想：在除草的时候，感到新鲜的那种草特有的味道扑面而来。我一直很喜欢花，也在学习插花艺术，最近在考虑要不要换一个更好的插花老师，进一步提高一下自己的插花技术。此外，我在想能不能给日记配上一点简单的插图，有些想表现的东西。

就寝时间：23 点。

从日记中也能较为清晰地看到 C 女士的改变。在除草的时候感受到了草的味道，这是令感官得以打开的一种表现。感想的内容也不再仅围绕着自己的症状与整合疗法理论的应用，而是更多地写到了自己的想法与感受。虽然感想内容依旧不多，但上述变化的出现本身就值得肯定。

> ☞ **点评**
>
> 　想让插花的技术更好，所以想去找一个新的老师，这是你"生的欲望"的体现，请珍惜这种感觉。关于给日记配图，我是非常赞成的，因为彩色的图画可以把印象深刻的画面用更感性的色彩表现出来。

• 第 2 篇

某月某日　天气：晴

起床时间：5 点 50 分。

上午：单位今天有会议，虽然感觉很紧张也很害怕发言，但我鼓起勇气在会上主动发了言，把自己的想法很好地表达了出来。这还是我第一次在大家面前表达自己的想法。

下午：下班回家坐的是地铁，人非常多。我不小心踩到了旁边一个大叔的脚，虽然马上就道了歉，但他还是一脸厌恶的样子一直瞪我。若在过去，我一定会为了这件事难受好久，但很神奇的是这一次我并没怎么在意，很快就把这件事忘在脑后了。这说不定就是冥想、沙盘、森田疗法生活日记指导带来的效果吧。

今日的感想：就算紧张不安，也可以带着这种感觉继续行动，然后自己的欲望就会出现。今天的体验让我对这句话有了切身的体会，有一种"动力涌出来了"的实感。

就寝时间：23点。

C女士又一次在日记中提出"自己好像可以不在意了"，但这一次的情况与两周前有了很大的不同。前次的时候，她尚需要通过"忍耐"来强迫自己的负面思考停止，而这一次，她并没有这个"努力"的过程，而是很自然地，从最初开始就不再觉得被人瞪是一件值得放在心上的事。对比此前的状态，可以看出她在这方面有了相当大的改善。在会议上说出自己的意见对她来说也是一个很大的挑战，她实际上也通过完成这个挑战，体会到了实现"生的欲望"涌出的感觉。

👉 **点评**

初次挑战向大家说出自己的意见，这是一件充满了勇气的事，非常好。就算紧张不安也可以继续行动，然后从心底涌现出来的"自我表达"的生的欲望就会涌现出来了。

C女士读完点评之后露出了笑容。虽然她一直带着礼貌性的笑容，但这一次的笑容感觉有些放松，带着一些真实的欣喜。

接下来是共同冥想环节。治疗师只花了很短的时间就进入了深度冥想状态之中。然后治疗师脑中浮现出了潺潺流水的意象。这种意象并不常见，只是偶尔会在冥想的过程中出现些许较为鲜明的印象。对于这种意象的出现也要抱着顺其自然的态度，不要刻意去捕捉或进行强化，而要顺其自然，自身一直处于放松的状态。没过多久，治疗师便进入了不知此处为何处的蒙眬状态之中。

沙盘制作耗时 15 分钟（图 6-11）。

沙盘被瀑布流下的河水一分为二，瀑布后面是厚重的大山，左侧是被地藏菩萨像挡住入口的山洞，左下方是一棵劲松，右下方则是佛塔和鸟居的组合。

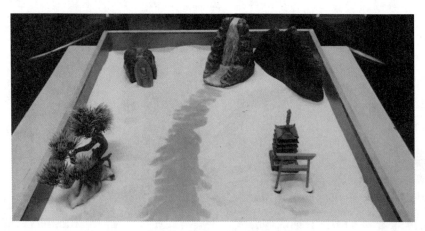

图 6-11　C 女士第二部作品

此次的沙盘作品与前次相比，"防御"减弱了大半，不再需要坚实的围城来牢牢保护住自己的核心部分。当然，无论是鸟居、佛塔、地藏菩萨还是大山，都依旧包含着守护的象征意义，可以带来内心的平静与安全感。作品中最重要的部分是从瀑布开始流出来的河水，这与治疗师在冥想过程中"看"到的流水意象相吻合。这种意象与沙盘作品出现关联性的现象是在冥想状态良好时偶尔会发生的，从侧面证明了在冥想的过程中，治疗师与来访者是通过集体无意识"连接"在一起的。

C 女士说："这是从山里流下来的神圣的瀑布，水都是从这里流出来的。"治疗师看着沙盘，说出了自己的直观感想："简直就像是生命之水。"治疗师在那蓝色的痕迹中明确地感受到了一种生命的力量。C 女士也说道："看上去就像真的有水在流一样。"自由且受保护的空间就此成立。

第 3 次治疗（同年 6 月）

C 女士坐下以后主动与治疗师谈起了她这两周中印象比较深的事情。她说："我又在开车的时候出现了那种强烈的不安恐惧的感觉。不过这次我没有很害怕和不知所措，把车停在路边以后就坐在座位上静静地深呼吸。我知道这种感觉会随着时间自然消失，只需要好好地把这段时间熬过去就可以了。这跟认知行为疗法的那种转换思考方式的做法很不一样呢。"

然后她拿出了日记本。从此次开始，她有选择性地在日记旁边画上了插画，以此来表达自己感受较深的部分。日记的字迹与最初相比也工整了一些，反复修改的痕迹减少了许多。

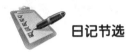 **日记节选**

● 第1篇

某月某日　天气：雨

上午：工作。

下午：工作。

今日的感想：单位从上周开始，要求大家把关于每天工作内容的感想、需要反省的地方、改进意见等进行统一汇报。我虽然还是感觉很紧张，但还是把自己的想法说了出来，然后从前辈那里得到了许多贴心的建议。这些建议都很好，我想赶快去尝试一下。

就寝时间：23点。

日记旁边画着小小的插图，令人惊讶的是，插图画得相当随意，寥寥数笔勾勒，更像是一幅涂鸦。这与她一直以来小心翼翼、追求完美的印象有着不小的反差。插图中，戴着红色边框的眼睛紧紧地闭着，旁边挂着一个蓝色的液滴。

C女士说："这是在表现做汇报时那种紧张的感觉，这是汗珠。我都紧张得出汗了，但在得到建议以后觉得鼓起勇气说出来真好。"

👉 **点评**

　　你在不断面对新的挑战。请再接再厉。

• 第2篇

某月某日　天气：阴

起床时间：6点。

上午：做家务和休息。

下午：去单位的途中突然担心家门没有锁好，为了确认清楚，中途折返了一次，浪费了不少时间。然后因为担心会不会因此迟到，心脏开始剧烈地跳动，感觉自己快要惊恐发作了。我急忙开始努力把自己的注意力放到外界，用力去看周围一切能看到的东西，去听一切细微的声响，总算让那种感觉逐渐消失了，没有正式发作起来。

今日的感想：晚上的时候有些偏头痛，就开始不由自主地担心一些莫名的东西，虽然自己也知道没有必要去担心，还是焦虑得不得了。但我也没有沉浸在里面，带着不安的感觉继续做家务，慢慢地就不在意这些担心、焦虑的感觉了。

就寝时间：23点。

这篇日记的插图是用橙色的铅笔画下的房屋的一部分，只有半截屋檐，但带着一些温暖、有安全感的印象。

C女士仍有时会被不安感侵袭，偶尔还会像这一日一样，发展到几乎惊恐发作的程度。但现在她已经不会对此过度恐慌，也掌握了处理这种情况的方法，能够冷静地面对自身的症状了。

👉 点评

　　像这样不试图回避焦虑不安，而是带着它去行动是很重要的，请继续保持。

此外，从此次开始，C女士的睡眠状态有了明显的改善，再也没有比闹钟醒得更早的情况出现。

此次冥想也很顺利，状态良好。沙盘制作耗时15分钟（图6-12）。

沙盘中摆着两栋小洋房、一个小花坛、两艘小船、一座城堡、一棵大树，树下有两只雪白的天马。这一次的作品不像前几次那样带有浓厚的宗教色彩，而是充满了西洋的幻想风格，让人感到有些意外。C女士给人的印象是非常典型的日本传统女性，一直以来的沙盘作品也是略带古雅的日本现实主义风格，但这次的

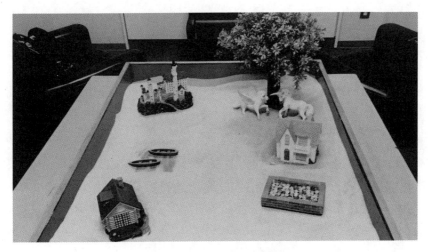

图 6-12　C 女士第三部作品

作品不仅充斥着西洋的元素，而且从城堡、天马和鲜花中能感受到属于少女的浪漫幻想部分。这可能是 C 女士一直以来被现实因素压抑住的真正属于自己的部分，在坚固的"防御"松动以后，这部分的自我就顺利地表达了出来。

对此，C 女士只是简单地说："这是一片有小房子的风景。"

此次治疗之后，C 女士因为症状的缓解以及经济方面的原因，提出要降低来访的频率。商议之后，定为每月来访一次。

第 4 次治疗（同年 7 月）

时隔一个月的来访，C 女士的精神状态看上去不错。她说："最近几乎没有再出现过惊恐发作，焦虑不安感也几乎没有出现过了。"

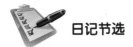 **日记节选**

某月某日　天气：阵雨

起床时间：6 点。

上午：在大雨中坐公交车去单位。

下午：雨停了，下班时骑自行车回家。天空阴沉沉的，远处的深绿色很鲜明地跳进了视野之中。

今日的感想：今天和丈夫吵架了。自结婚以后，还是第一次吵得这么厉害。

一直在生他的气，气得睡不着觉。

就寝时间：23 点。

这篇日记的插图是一辆自行车，由红色和灰色的凌乱线条组成，结构非常随性而抽象。

虽然在一般的认知中，与人争吵是一个负性事件，但对 C 女士来说却并非如此。考虑到她的性格，这些年应是一直将各种不满压抑在心中不敢表达出来，而现在随着自我的成长，她开始能够表达自己的想法与主张了。争吵也是一种表达，虽然有时会有些过激，但这也只是一个过程。她与周围的环境必然会形成一种新的平衡。

对此治疗师也没有加以干涉，只提出一些"对症"的解决方法。

☞ **点评**

若因夫妻关系而感到焦躁的话，可以试着不把您丈夫说的那些话放在心上。彼此稍微拉开一些距离，多给彼此留一些时间和空间再来看看情况会怎么样。

此次的冥想照例顺利，治疗师很快进入了"不知身在何处"的状态中。沙盘耗时约 15 分钟（图 6-13）。

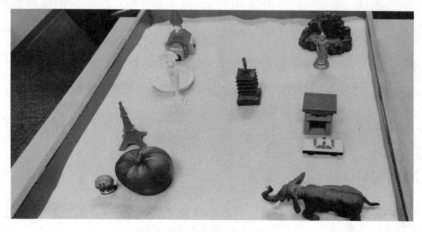

图 6-13　C 女士第四部作品

在 C 女士完成了沙盘制作后，突然说："您看，外面的夕阳好美啊。"顺着她的视线向窗外看去，湛蓝的天空被西边的夕阳染红了大半，云层很薄，在天空中一道一道地平铺开来，的确是非常美丽。治疗师感叹道："这就是夏日的晴空啊。"C 女士很有兴致地拿起手机，把窗外的天空拍了下来。这个时候，室内的空间好像与外界完全融为了一体，仿佛没有了边界一样。治疗师和 C 女士也一同静静地成为了这广阔空间的一部分。

此次的沙盘作品，中间是一座佛塔，周围随意地摆放着大象、苹果、教堂、佛像等沙具。各种沙具看上去并不统一，也没有明确的主题。给人直观印象是具有守护含义（佛塔、佛像）及力量源泉含义（喷泉、瀑布、苹果）的沙具居多。

C 女士说："这次做的时候什么都没想，随便看到什么就摆了什么。这些玩具看上去好像全都充满了一种生命的力量一样。"

第 5 次治疗（同年 8 月）

C 女士说："最近再也没有出现过惊恐发作了，感觉很轻松。"她的表情也更加自然生动了，就像摘下了一张戴了很久的面具一样。

 日记节选

某月某日　天气：晴
起床时间：6 点。
上午：去买了一些家居用品。
下午：因为鸡毛蒜皮的事与丈夫起了争执。他想吃米饭，而我更想吃面包，意见无法统一。不过，好像这些事并不是一定要统一起来才行的。于是我就对他说："那就各自准备自己的那份就好了。"
今日的感想：我这大概是第一次如此明确地向他表达自己的意见。
就寝时间：23 点。

插图画了一片淡黄色的面包，这是她坚持自己的主张所赢得的成果。
在一个月前，C 女士与丈夫意见不一致的时候爆发了激烈的争吵，而这一次

只是争执了一下，两者的程度显然不同，并很快以她明确地提出了解决方案而告终。认为"意见并不一定必须统一"，说明她的这部分思想矛盾被打破了。既不必一味由自己忍耐来达成一致，也不必强迫对方同意自己的观点，保持各自的不同即可。

☞ 点评

　　这种处理方法很聪明，既表达了自己意愿，又解决了问题，没有因此而出现大的争吵，是大的进步，今后也请这样带着自信表达自己的主张和灵活地处理问题。

在此次冥想中，治疗师脑中浮现出了喷涌而出的泉水的意象，而在 C 女士的沙盘作品中，位于中央的正是一股喷泉。

泉水周围环绕着花丛以及洁白的天马，虽然使用的沙具并不多，但布局的确呈现出了中心化的现象（图 6-14）。

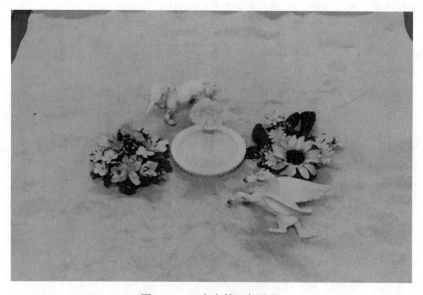

图 6-14　C 女士第五部作品

C 女士说："这是围着泉水很开心地奔跑着的天马。"

治疗师能从泉水的喷涌中，还有天马奔跑的姿势中，感受到她强烈的"生的欲望"。

第 6 次治疗（同年 9 月）

C 女士说："最近也完全没有再出现过惊恐发作了。我下定了决心，开始挑战停药，也与我的主治医师商量过了。不过，已经吃了 7 年的药突然这样停了果然感觉很不舒服，经常会耳鸣，周围的噪声一直在往脑袋里钻。"她看上去有些疲惫，但表情是清爽的。

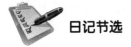 **日记节选**

某月某日　天气：多云
起床时间：6 点。
上午：去逛了跳蚤市场，淘到了几个很好看的植物标本。今天是停药的第一天。
下午：去做了车检。上一次车检的时候他们忘了给我换机油，这次我去的时候向他们提出想换机油的意见了。
今日的感想：最近挺忙的，觉得累了，今天早上就由着自己的心意很悠闲地度过了。出门的时候与路上遇到的人打了招呼，是一对很和善的夫妇。我还摸了摸他们养的大狗。
就寝时间：23 点。

插图是一个圆圆的狗爪印，给人柔软治愈的印象。
从日记的内容中能感觉到 C 女士的生活状态已有了很大的改善，不再那样时刻绷紧着神经生怕自己做错了什么，能够允许自己按照自己的喜好度过悠闲放松的时间了。能下决心停药也是非常不容易的，这是她涌动的"生的欲望"带来的力量。

☞ **点评**

　　既然下定决心要停药了，就请加油。从日记中能看出你现在的生活状态非常自然，进展十分顺利。

• 第 2 篇

某月某日　天气：晴

起床时间：6 点。

上午：工作。

下午：工作。

今日的感想：今天是一位同事辞职前的最后一天。她是一个很好的人，工作的时候总是很开心，带给周围人许多快乐。她家离我家不算远，我们约好了以后也要常见面。我想在下次见面的时候把自己动手装饰过的相框送给她当礼物。停药有一段日子了，感觉还可以，能继续坚持下去的感觉。

就寝时间：23 点。

日记的插图是一个简单的相框，用了温暖的橙色。

C 女士这一篇日记写得非常具体，她现在已经能够坦率地将自己的想法与感受详细地写进日记中去了，这代表了一种对自己的认同。

> 👉 **点评**
>
> 很顺利啊。日记的内容也变得很翔实了，能让读到的人很容易了解到你的工作、生活状态和感受，有一种在踏踏实实地生活的安定感。

看到评语中的"顺利"时，C 女士露出了笑容。这个表情已经没有了以前那种试图在治疗师处寻求正确答案的感觉了，而是真正地在为了自己的变化而高兴。

冥想很顺利，沙盘制作时间约 10 分钟（图 6-15）。

这一次的沙盘作品非常简单，中央是一棵大树，树下有一间小房子，房子旁边是两只小狗。给人感觉既温暖又充满了力量。其中，中央的大树给人一种深深地扎根于大地、茁壮生长着的印象。

C 女士说："如果要给这次作品起个题目的话，我觉得应该叫'回家'。"似是象征着回归生活，又似象征着回归自我。

第 7 次治疗（同年 10 月）

这是 C 女士最后一次治疗。因停药而出现的戒断症状尚未完全消失，但她的

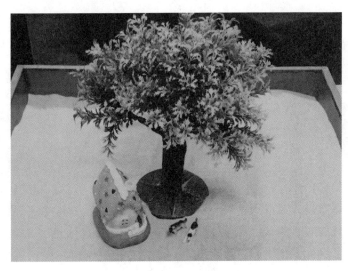

图 6-15　C 女士第六部作品

不安感以及惊恐发作近几个月完全没再出现过，生活质量也有了很大的改善。最初的治疗目标已经达到，C 女士提出想就此结束治疗，剩下的部分可以自行努力去解决。

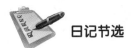 **日记节选**

某月某日　天气：晴

起床时间：6 点。

上午：工作。

下午：工作。

今日的感想：停药的戒断症状还是挺难受的，但感觉已经习惯得差不多了。最近依旧会因为一点小事生丈夫的气，也会向他抱怨，不过冷静下来以后想想，其实每个人都会有自己的特性和习惯，自己也没什么权利强迫别人去改变这些。这样想着，也就不怎么生气了。最近早上开始变凉了，有时会有浓重的雾气，带着一种梦幻般的美感。

就寝时间：23 点。

这一天的日记插图是一朵小花，红色的花瓣，橙黄色的花蕊，娇艳欲滴。

C女士现在已经可以接纳由停药导致的戒断症状,与之共存了,也开始打破"丈夫必须符合自己的要求"这一思想矛盾。她的感官被打开,变得能够随时随地发现外界的自然之美了。

☞ 点评

　　一切顺利。

在这一次的冥想过程中,治疗师听到了C女士那一侧传来了很轻的鼾声。这意味着这个环境对她来说已经成了一个能够彻底放松的安全的地方,治疗师也因此安下心来,进入了不知自己身在何处的半睡半醒的深度冥想状态中。沙盘制作耗时10分钟(图6-16)。

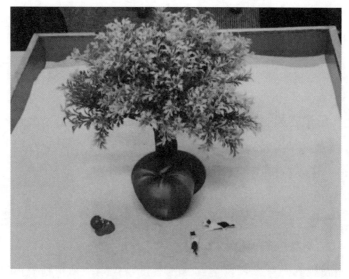

图6-16　C女士第七部作品

此次的作品依旧简洁,中央还是那棵巨树,树下是鲜艳的苹果,穿红裙的小姑娘坐在地上看着苹果,旁边是两只黑白相间的小狗。

很可惜直到最后一次,C女士的沙盘依旧是被纵向使用的,未能转为更放松的横向布局。但中间的苹果留给治疗师很深的印象。它看上去水灵灵的,就像一个鲜活的真苹果,充满了一种女性特有的柔软却坚韧的生命力。她的生的欲望已经充分地被激发了出来，像这棵大树这样生根发芽，开枝散叶。

C女士说："感觉这个苹果是非常重要的东西，被大树好好地保护着。"

治疗师建议她把日记继续写下去，便于回顾自身的状态，并告知若有需要，随时可以再与治疗师联系，然后尊重C女士的意愿，终止了治疗。

【案例总结】

此案例的治疗历时6个月。其间治疗频率稳定，前期两周进行一次，自第4次治疗起因症状的好转及经济原因改为每月进行一次，直至结束。初诊时来访者言行极为拘谨，对惊恐发作抱有极大的恐惧感，时常有莫名的不安感涌上心头，并伴有精神类药物依赖的问题。曾接受过7年的药物治疗及认知行为疗法的治疗，没有根本性的改善。至10月治疗结束时，来访者状态放松，不安感与惊恐发作都已经消失，尝试停药并努力适应停药带来的戒断症状，在人际关系上与周围人建立起了新的平衡。

本治疗因来访者的意愿，未能进行完全。理想的治疗终止点应在戒断症状基本消失，沙盘作品转为横向使用的时候，那时来访者的生活应会出现更大的变化。实际的治疗虽停止，但来访者最初的治疗目的已经实现，不安感、药物依赖、人际关系、生活质量等方面都有了不同程度的改善。该来访者此后未再前来咨询治疗，推测其未再复发，生活状态良好。

在治疗过程中，最初来访者难以在日记中顺畅地表达自己的想法与感受，写下的内容大多是她认为"治疗师想看的内容"，沙盘的布局紧凑紧张，用密不透风的"防御"来获得内心的安全感。第2次治疗时，她产生了"要换一个更好的插花老师"的想法，这是生的欲望的体现。也是从此次起，她开始尝试在工作中表达自己的意见与想法。沙盘作品中出现"生命之水"。第3次治疗时，她自发地给日记配图，线条自由随性，颜色鲜艳柔和。第4次治疗时，不安的发作基本消失，她开始在生活中对丈夫表达自己的想法与不满。在此次治疗中治疗师与来访者一同体验到了与周围环境融为一体的感觉。第6次治疗时来访者决意停药，努力适应戒断症状。在这一时期她的表情已经变得相当放松、自然了，日记的内容也变得详细而贴近生活，能够很好地在日记中表达出自己的感受。第7次治疗时，她在能对丈夫表达自己的不满的基础上，体悟到了"每个人都有自己的习惯和做法，不该相互强求"的道理，打破了自己的思想矛盾。

治疗整体进展顺利，效果比较理想。

案例四 我已经不想再自我分析下去了

来访者： 小 D，女性，30 岁。

主要问题： 由精神分裂症带来的妄想与幻听。

家庭成员： 与父母同住，有一个弟弟在其他城市。

小 D 是一位非常特殊的来访者，是一位与我熟识的精神科医生介绍来的。在见到她本人之前，我先从医生那里得到了小 D 详细的成长史与病史。她拥有极为优秀的履历，自小学开始直到大学的成绩一直名列前茅，以高分毕业于日本一流大学的法学部。研究生时期在有名的律师事务所中实习，边工作边准备司法考试。但在 22 岁的时候，她因压力过大出现了精神分裂症的症状，起初是总能听见同事在说自己坏话的幻听，后来幻听的内容变成了一些明星艺人在她耳边低语，最终转变为看见某艺人向自己求婚、自己曾与弟弟有过不正当的关系等妄想。在精神科被诊断为精神分裂症后一直在服用药物，但症状未能被有效抑制。多次住院、转院，频繁与家人发生争吵冲突，曾有自杀未遂被强制送医治疗的经历。经过 8 年治疗，现在仍有妄想与幻听的症状，但经评估已达出院标准，目前以自行居家服药，定期去医院问诊的形式继续治疗。

医生将这位来访者介绍至本治疗室，主要有两点原因：其一是目前仅靠药物治疗无法让她的情况进一步改善，患者本人也表示想要尝试一下心理疗法；其二是整合疗法与寻常的心理疗法相比，侵入性要少很多，患者因此恶化的风险较低。但就算如此，这位医生依旧非常担心患者会不会因为心理疗法而受到不可预知的不良影响，反而令症状恶化。他再三向我强调："这是一位非常敏感、多疑且脆弱的患者，接触的时候一定要注意态度，不能刺激到她。如果出现了任何状况，比如症状的类型发生变化或出现恶化，一定要第一时间通知他，并中止治疗。"

对治疗师来说，这也是一次尝试与挑战。过去治疗师曾治疗过具有精神分裂症症状，但尚未确诊的疑似患者，所以知道整合疗法对此类患者是能够起到一定作用的。但像小 D 这样确诊已久，且经过 8 年的药物治疗仍未稳定下来的患者还没接触过。能否顺利，是否会恶化，能起到多少作用，这些都是未知数。

小 D 第一次来咨询室是一个工作日的下午，她未与家人同行，是独自前来的。她戴着能遮住大半张脸的口罩，坐在椅子上低着头，没有主动开口说话的意思。不过好在，治疗师向她提出问题的话她会回应，关于她的情况也事先从资料中了解了大概，初诊就这样进行了下去。

她是自发地想要接受心理治疗的，也很想治好自己。虽然对自己的症状基本没有自知力，但知道自己现在不是正常的状态。她的语言大多数时候很散乱，逻辑性不强，有时会说出妄想的内容，有时又会反反复复地重复某几句话。最让治疗师印象深刻的是她盯着地面，反反复复地念叨着："我想考律师资格，我还没有放弃。"这句话中包藏着她深深的执念。在这种状态下，让她写日记进行指导是很困难的。治疗师考虑让她前期先只进行冥想沙盘，后期稳定下来以后再加入日记的部分。治疗师对她解释了冥想沙盘疗法的原理与做法，她的反应不大，不知是否真的理解了，但没有提出异议。只是时间方面，她提出50分钟太长了，她坚持不下来，因此商议后缩短为了每次30分钟。时间有限，流程只能从简，治疗师决定略去共同冥想的环节，前15分钟与她交谈，听她倾诉，后15分钟留给她制作沙盘。小D没有反对这样的时间安排。

第1次治疗（某年8月）

小D依旧戴着大大的口罩，穿着暗色调的朴素服装，一言不发地走进了咨询室。她坐下以后视线便放到了自己的双手以及地面上，没有与人对视的意思。沉默了一会儿后，她开口道："我不知道该说什么才好，挺紧张的。"

治疗师把语调放缓："想到什么说什么就好。最近发生的事、过去的事、你感兴趣的事，什么都可以，放心说就行。"其实治疗师自己也多少有一些紧张的感觉，可能是受她的感染，也可能是因为她的情况太特殊，让治疗师本能地有些顾虑，感到束手束脚。意识到这一点以后，治疗师又深深呼吸了数次，尽量让身体放松下来。

小D沉默了一会儿后，开口道："最近，有一次我打开了电视，那个演员K出现了。他对我说想跟我交往，又向我求婚，说了好多话。我嫌吵，不想理他，就换了台。换台以后就清静了。"

这明显是她妄想出来的内容，与她的症状有关。但治疗师没有改变自己的态度，只是不置可否地说了一句："这样啊。"继续调整自己的呼吸，让自己逐渐进入半冥想的状态。

小D似是对这种反应感到惊奇，她说："我总会习惯性地去分析自己和他人，但现在我缺少分析的材料。你在想什么呢？我特别在意。"

治疗师回答她："我没在想什么，只是坐在这里静静地呼吸而已。"

她好像更加惊奇了，变得有些激动："你这种反应让我很困惑啊。究竟为什么呢。我要分析分析，分析分析。"说着低下头去，口中不断嘀咕着什么，持续了不短的时间。然后她突然又说道："你知道吗，之前给我看病的那个医生，他对我说'你的那些话都是妄想，你都注意不到吗？'他不相信我说的话，觉得那都是我的胡言乱语。既然这样我也没办法再去相信他了，既不想再听他说话，也不想再配合他的什么治疗。"

治疗师想了想，决定对她做一点基本的解释："你说的话我都在认真地听，只是不会做出任何评价而已。在这个地方，我最重要的工作就是让自己保持稳定，只有我稳定了，你的状态才能跟着稳定下来。所以我才这样坐在这里，静静地听，安静地呼吸。"

小 D 好像又开始了她的分析，盯着地面自言自语地嘀咕了一段时间。然后她说："原来如此，我好像有点明白了。就是说在这里，你不面对我，你面对你自己，我也要面对我自己，是这个意思吧。"她居然仅凭这种程度的解释，就一语切中了其中的要害，让人感到极为惊讶。这样说起来，在发病之前，她原本是个极优秀的年轻人啊。

15 分钟转瞬即逝，小 D 起身去制作沙盘，而治疗师留在座位上继续冥想。在深入冥想的过程中，突然有一种强烈的困意袭来。这种困意并不是正常会出现的那种令人身心愉快的感觉，而是一种被沉重的什么东西强压在了意识上的感觉，同时胸口处又骚乱躁动，完全无法放松静心。这可能是受小 D 症状的影响出现的特殊状态，虽不严重，但的确让人心烦意乱。加上治疗师又开始担心冥想与沙盘的制作会不会给精神分裂症患者带来不可预期的影响，最终也没能完全静下心来，进入状态。

这种状态下的 10 分钟格外漫长，终于等到小 D 招呼的声音，直到治疗师起身，胸口还依旧残留着一点骚乱躁动的感觉。

沙盘中摆了大量的卡通形象，它们围成了不太规则的环形，角落处还有城堡和火箭。但这个环形并没有中心，中央的部分给人一种空旷的印象（图 6-17）。精神病性的患者摆出的沙盘与常人是有差别的，象征性与分析规则也不尽相同，所以此次的沙盘并不能简单地归结为中心化现象。治疗师决定放弃对小 D 的沙盘作品进行分析与解释，完全客观地接受作品本身。

治疗师询问小 D 在制作的过程中有什么感觉，她盯着自己的作品，手指抠在

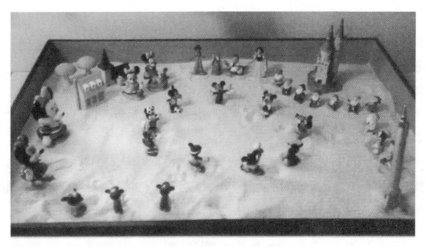

图 6-17　小 D 第一部作品

沙盘盒的边缘："感觉很不安，不知为什么静不下来，还莫名地觉得困。"她又盯了一会儿，问："这个沙盘要怎么解读？"

治疗师回答她："我不去解读，你也不必想着放了什么会代表什么这些事。放开自己，单纯地去玩就好了。"

她看上去有点迷茫："不用解读？那可怎么办，我又没有分析的材料了。"但沉默了好一会儿以后她又说道："不过，什么都不用想，可能也挺轻松的吧。我特别喜欢写毛笔字，就是因为写的时候可以什么都不用想。"

第 2 次治疗（同年 8 月）

小 D 依旧戴着口罩低着头，说话声音也很小，让人难以分辨这些话究竟是想对他人诉说，还是单纯地自言自语。但从内容上来看，对他人讲述的可能性要更大一些。她说："其实我得这个病，不是因为太累了或者压力太大，是有其他原因的。在大学的时候，我为了备考，与几个朋友一起组成了一个学习小组，后来小组变成了一个社团。我在社团活动中认识了一个男同学，他啊，跟他的亲妹妹有那种见不得人的关系，我就是因为知道了这件事，受了很大的刺激才病倒的。"她显得有些激动，眼睛直盯着前方。但过了一会儿，她却又有些怪异地发出了笑声："其实这也没什么，这种关系我和我弟弟也有啊，大家不都是这样的吗。"

治疗师只是静静地听着她的话语，不对内容的真伪进行判断，让自己处于半冥想的状态。前次治疗中出现过的令人极不舒服的困意再次出现，打乱了治疗师的呼吸。治疗师感到让她这样继续说下去可能不会对治疗有所帮助，就提前了一些打断了她，让她去制作沙盘了。对此她也没有提出什么异议，起身去了架子那边。治疗师则坐在座位上，继续冥想。

那种困意与胸口的骚乱感一直都在，让治疗师无法顺利地进入冥想的状态，只能尽力调整呼吸。沙盘制作耗时约 15 分钟，感觉这段时间格外漫长，令人难受。

此次的沙盘作品比前次更加密集，以丘比娃娃为首，怪兽与动物被随意地放置着（图 6-18）。与上次不同的是，沙盘的中心这次摆上了筒状的大楼，周围摆着的沙具给人一种一层又一层的束缚的印象。

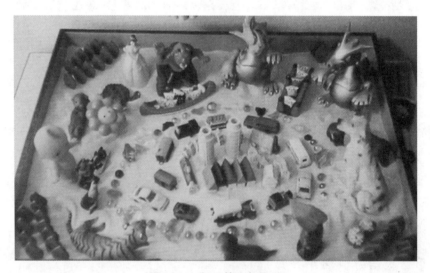

图 6-18 小 D 第二部作品

小 D 的状态比前次更轻松了一些，她指着丘比娃娃说："这个感觉是我。"治疗师问她制作的感觉，她回答道："感觉比上次做得更顺手一些了，虽然还是有些集中不起注意力，但比上次要好。"沉默一会儿以后，她问："做这些东西真的有意义吗？"治疗师回答她："有些事情你并不需要去思考它的意义，只要顺着心意去做就可以了。"小 D 想了想："原来如此，可能是这样的吧，这样一想好像轻松了不少。"

在这一次治疗的过程中，小 D 并没有试图分析治疗师或分析她自己。

第 4 次治疗（同年 9 月）

在这一次治疗中，小 D 的声音大了一些，虽然依旧没有面对治疗师，但明显有一种"在对他人表达自己"的感觉了。也是在这一次中，她第一次说出了不是妄想的内容。

她说："我的父母都是特别优秀的人。在他们眼里，没有克服不了的困难，也没有办不成的事情。他们是这么做的，也是这么要求我的。所以优秀的成绩也好，一流的大学也好，成为有名的律师也好，都是理所当然的，不允许失败的。但我失败了，我没能成为一个出色的律师，还变成了现在这个样子，这对他们来说，应该是人生中巨大的污点吧。他们根本没办法接受现实，也没办法接受我。我爸爸工作很忙，平时见不到面，但妈妈一直在家。她每次看见我都会不断地对我说：'你能不能振作一点？''努力克服困难，怎么可能做不到呢，你就是不努力！''你究竟什么时候才开始备考？这都多少年了，一个律师证怎么还考不出来？'可我也不是自己愿意变成现在这样子的，他们说的那些我是真的做不到。一翻开书，脑子里就会乱成一团，全是不知哪里冒出来的声音和念头，根本没办法控制，知识进不到脑子里去。"她流下泪来："所以我现在都躲着她，故意与她错开作息时间，不想面对她那种失望又歇斯底里的样子。"

沉默了一会儿，她又说起："我是坐电车来这里咨询的。刚才在电车里的时候，总觉得周围所有乘客都在说我的坏话，嫌弃我，骂我。虽然我听不见他们说的是什么，只是感觉他们在这么说，但还是感觉挺难受的，真的挺难受的。"

治疗师听着她的话，没有评论也没有回应，只是听着。这一次，那种难受的困意没有出现，治疗师的状态也保持了稳定。

后来，小 D 的情绪也跟着稳定了下来，她说："我突然有了一个想法，想去游泳。虽然去人多的地方会很在意周围人的眼光，不太舒服，但我还是想去。去游泳馆的水池里走一走，稍微游一会儿，感觉就可以忘记很多烦心事，心情也可能会好一些吧。"

在沙盘制作的环节中，治疗师的冥想第一次进入了状态，呼吸很顺畅，没有任何不适的感觉，整个人都进入了放松的、半睡半醒的深度冥想中。制作耗时约 10 分钟（图 6-19）。

沙盘中再次出现了丘比娃娃，周围是各种各样的车辆，像是被守护着的城池一样。小 D 在沙盘旁很放松地走来走去，端详着自己做出来的作品。她说："整

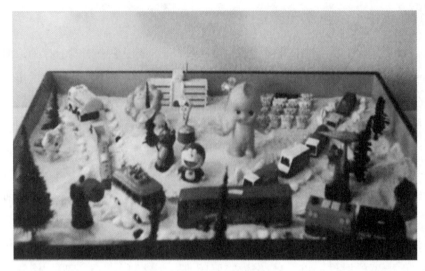

图 6-19　小 D 第三部作品

个沙盘都是被丘比娃娃保护着的。"与治疗师想象的不同，并不是车辆在保护娃娃，而是娃娃在保护着整片区域。但无论如何，这其中都能感受到一份特殊的安定感。她又说道："这个房间让我感觉很舒服，在这里我可以让自己不再胡思乱想，心情很平静。"她抬起头看向窗外："说起来，已经是秋天了啊，窗外的树叶都变红了。那是棵榆树吗？长得挺好的。"这是她第一次自发地去关注自然的风景。

此次的治疗中，出现了许多个第一次。治疗师能明显地感觉到发生在小 D 身上的变化，她的妄想症状稳定了下来，在一定程度上回归了现实。这是一个非常好的信号，治疗师对治疗她一事也已经不怎么担心了。

此后，小 D 再也没有在咨询室中提到妄想的内容。她开始带着愤怒的情绪诉说父母对她的苛刻要求以及过度干涉，然后出现了情绪低落、抑郁等症状。治疗师曾经治疗过的其他有精神分裂症症状的疑似患者在治愈过程中或多或少都出现过抑郁的症状，因此治疗师也没有过度担忧。

第 7 次治疗（同年 11 月）

小 D 在与人说话的时候，已经没有那种刻意回避视线的现象了，音量也变得比较正常，吐字清晰了许多。虽然还戴着口罩，但给人的印象有了很大的变化。只是她现在正为抑郁所苦，看上去没有精神。

她说："最近觉得很消沉，做什么事都提不起精神，每天几乎都躺在床上，明明什么都没做，却觉得很累。偏偏在这种时候，还接到了老同学的电话。她在电话里告诉我，她去年律师资格考试通过了。这种事告诉我干什么呢，我又能怎么回答她呢，说恭喜吗？我只能觉得她是专门来对我炫耀，来嘲笑我的。她还说她很关心我，在网上、书上查了许多关于我这个病的事，告诉我需要注意这个，需要注意那个，一副居高临下、比谁都懂得多的样子。她究竟知道我的什么呢？还用得着她来对我的生活指指点点吗？啊——那个电话接得好难受！"她捂住脸，沉默了好久。再次开口时，她的情绪恢复了一些："最近为了调整自己的状态，我也会去写写毛笔字。我从初中时就开始练了，一直特别喜欢。但最近就算拿起笔来也静不下来，感觉写不动，什么事都做不下去。就连来这里也是感到好难，好不容易攒起力气出门坐上电车，到这里的时候就已经筋疲力尽了。"

治疗师在一旁只是静静地听着她的诉说。

在冥想的时候，治疗师感到一种没来由的空虚感与寂寞感涌上了心头，咨询室中似是泛起了一阵与季节不符的寒意。但这种感觉并没有持续很久，随着平稳下来的呼吸，上述感觉渐渐消失了，然后房间里变成了一种静寂的感觉，充满了禅意。

沙盘制作耗时 15 分钟（图 6-20）。

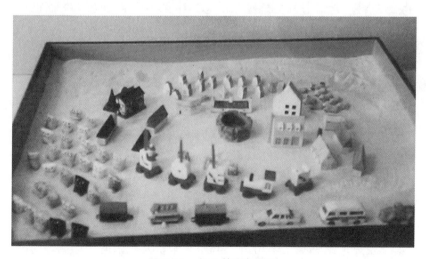

图 6-20　小 D 第四部作品

沙盘的中心摆着水井，周围环绕着许多汽车、火车、小房子和玩具猫。小 D 说："摆的时候我什么都没想，把看着顺眼的物件都摆上了，有点在玩的感觉，挺开心。"她指着中间说："我特别喜欢这口井，总觉得里面有些特别的东西。虽然现在还看不见，但感觉总有一天有什么会喷涌出来。"

治疗师感到小 D 说的"终会喷涌出来"的是她的生的欲望。虽然她现在处于抑郁状态，但原本的妄想与幻听近期变得极少出现了，说明小 D 困扰多年的症状已经有了明显好转。

第 12 次治疗（次年 1 月）

到了第 6 个月的时候，小 D 的抑郁症状开始进一步改善了，看上去多了一些活力。

她说："年后的这段时间，我的心情变得好了不少，不像原来那样消沉了，也能偶尔外出一下了。但在人多的地方，比如坐电车的时候，还是会产生那种周围所有人都在说我坏话的感觉。那种感觉在我之前情绪低落的时候都没出现了，最近情绪稍微好了点，它却又冒出来了。我现在已经能明白这是我的症状给我带来的感觉了，并不是周围人真的在说我，但还是感觉很难受。在家的时候，我每天都会花上不少时间来练毛笔字。坐得端端正正的，慢慢抄写《般若心经》，心情会变得很平静，很舒服。我喜欢这种感觉。有的时候我会看到桌子上摆着的《六法全书》，就在想我是不是可以找个时间重新开始学习法律，准备考试。原来我一直觉得做不到，看到书就会感觉很厌恶，碰都不想碰，但现在我感觉有点想学了。"

在抑郁症状得以缓解之后，小 D 对自身的症状产生了自知力，并涌起了生的欲望。这是一个好的征兆。

冥想的时候，治疗师先前曾感受到的空虚感没有再出现，只觉得身心都在向外涌出力量，有种跃跃欲试的感觉。随后进入了半睡半醒的深度冥想之中。沙盘制作耗时 10 分钟（图 6-21）。

沙盘中非常密集地摆着沙具，整齐地分为了人类阵营和动物阵营。这种感觉的沙盘在非精神疾患患者身上几乎是看不到的，带着特殊的秩序性。

小 D 说："新年到了，平日处于对立关系的人与动物在以这种方式互相拜年，握手言和。"说完，她感叹了一句："不知不觉中，又是新的一年啊，时间过得真快。"治疗师能感到她是在以自己的方式对内心世界进行整合。

第 14 次治疗（次年 2 月）

小 D 说："最近我的情绪挺稳定的，已经不会觉得消沉了，状态挺好的。我

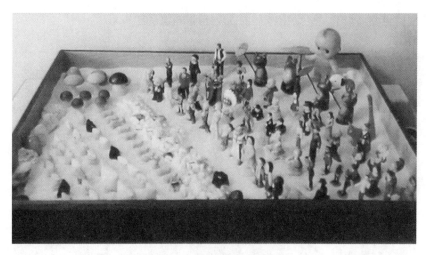

图 6-21 小 D 第五部作品

现在每天都在练毛笔字，也开始重新拾起法律书了，学一学《六法全书》，做一些司法考试的模拟题。写毛笔字的时候很开心，这是一天中最高兴的时间，但学法律的时候就会出现各种问题，不太顺利。一翻开书就会有一种强烈的紧迫感，那些又熟悉又陌生的内容无时无刻不在提醒我，究竟已经浪费了多少年的时间。我就开始觉得这些时间必须追回来，必须、立刻、马上把所有的知识都掌握扎实不可。但越是这样想就越集中不起精力来，过去的许多不好的回忆不断往脑子里钻，那些曾经的失败，与家人朋友发生的不愉快，在工作中出的那些纰漏，那些自我怀疑自我否定的日子的事，全都一个接一个地出现了。我会开始反省，开始后悔，不断对自己进行分析，为什么自己会那么做，为什么事情会变成那样，自己本应可以做到什么样子，为什么却没能做到，等等。这种分析在很多时候得不到什么有用的答案，即使得到了答案，已经过去了的事情也无法挽回了。在被无力感淹没以后，我就会逃进妄想的世界里，脑子里会浮现出许多故事。那些故事想多了以后，就有点分不清究竟是现实还是妄想了。还有，去人多的地方果然还是不太行。在电车上还是能听见周围人都在说我的坏话，让我又难受又烦躁。不过已经比原来好多了，原来我会认为那些话都是真的，会特别在意，还会不断地分析别人说我的原因究竟是什么，感觉更糟。"

这是小 D 第一次以一种比较客观的方式提到自己的妄想。她现在已经能比较明确地将自己的妄想、幻听与现实区分开了，虽然法律的学习上不太顺利，但行动的意欲还是在持续增加的。

冥想的状态很好，沙盘制作耗时 15 分钟（图 6-22）。

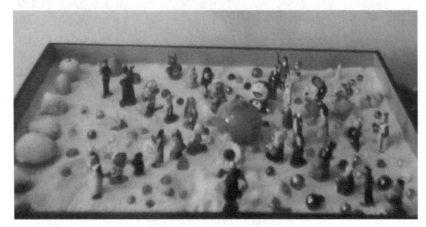

图 6-22　小 D 第六部作品

沙盘以苹果为中心，人物、卡通形象、玻璃珠等沙具呈放射状整齐地摆满了整个沙盘。我有一种感觉，这种规则的放射状布局可能才是精神分裂症患者沙盘制作的中心化现象。

小 D 说："做沙盘感觉特别开心，很轻松，什么都不用去想。这样一下一下摸着沙子，感觉内心就慢慢地、一点一点地平静下来了。这个苹果就是我内心世界的中心。"

阳光洒进这个小小的房间，苹果和玻璃珠在阳光的照耀下闪闪发光。小 D 也感慨了一句："还真是闪亮啊，挺漂亮的。"

第 16 次治疗（次年 3 月）

小 D 这一次精神状态很好，而且在咨询室摘下了口罩，也不怎么躲避别人的视线了，表情变得生动了不少。这样看上去，与寻常的年轻女性也没什么分别了。

她说："最近我做出了一个很大的决定。我想去从事与软笔书法相关的工作，现在已经开始在为考取书法教师的资格做准备了。我还是不太适合学法律，拿起《六法全书》的时候感觉那么难受，写毛笔字的时候却可以那么开心，我就想，为什么不能把它当成一种职业呢，以教授别人书法为生的人也是有很多的啊。这么决定了以后，我突然就轻松了许多，也不觉得前路一片黑暗了。现在我每天都在抄《般若心经》，今后要更加认真地对待书法了呢。"她笑了一下："不过，法律我还是会继续学下去的，也会去参加司法考试。不是为了成为律师，也不是一定要考上，只是想给自己这么多年的努力一个交代。"

短暂的沉默之后，她看着面前桌上的水仙花说："这花好漂亮啊，香味也好闻。说起来，樱花就快开了啊。我好期待今年樱花盛开的时节。"

冥想过程顺利，沙盘制作耗时 15 分钟（图 6-23）。

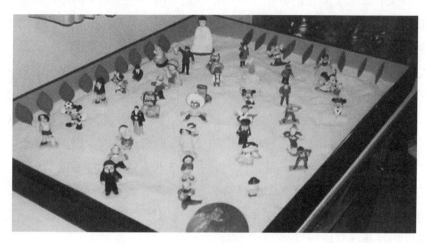

图 6-23　小 D 第七部作品

沙盘的右上角是一尊大佛，左下角是一个苹果，6 队人物沙具面向苹果的方向整齐地排列着。

小 D 好像很满意自己的作品一样，表情柔和地说："人们被大佛保护着，在向乐园前进。你看，他们是不是好像真的会动一样？"

的确，在治疗师的眼中此时的沙具看上去也充满了生命力，好像随时都会动起来一样。于是治疗师脱口而出："还真是，像活的一样。"

自开始治疗至今 8 个月，小 D 的状态已经有了很大的变化。妄想、幻听减轻并恢复了自知力，精神状态改善，感官被打开，部分思想矛盾被打破，生的欲望被成功激发。她现在有了明确的生活目标，内心也得到了整理。这说明冥想沙盘疗法已经帮她将状态稳定住，可以进入下一阶段的治疗了。治疗师便与她商议，此后改为门诊森田疗法的日记指导。单独的日记指导是她适应日常生活的一种辅助，考虑到她精神疾患的严重程度，在完全适应生活之前，可能需要相当长的一段辅助时期。但无论如何，她目前的精神状态与生活质量同初诊时相比已经有了很大的改善，这种状态通过这阶段治疗也将继续保持下去。

门诊森田疗法期

第 1 次治疗（次年 4 月）

小 D 按时带来了她写的日记。在阅读日记之前，她主动与治疗师说了些她自己的事："我现在已经能很清楚地将妄想与现实世界区分开了。现在虽然每天依旧待在家里，但做事的动力还是很足的。我感觉自己已经在进步了，但父母还是很不满足的样子，一天到晚会对我评头论足，逼迫我必须按照他们规定的节奏与方式生活，还会不断催促我出门，找工作，去进行司法考试什么的……说是现在这样就是'废人'，必须赶紧'回归社会'才叫人生。这种时候，我就又会控制不住地开始胡思乱想，不停地去分析他们的性格，形成性格的原因，事情变成这样的原因，这个家的家庭关系又是怎样的，根本停不下来。这种感觉很痛苦，我还要担心这种停不下来的思考会不会又引起妄想，又有些害怕。有时候坐电车，还是会有幻听，能听见所有的人都在用恶毒的话指责我。虽然频率上没有之前那样频繁了，但结果还是能听见。"

治疗师静静地听着她的话，没做任何评论。虽然与她的父母直接进行谈话可能会让进展更快一些，但他们自始至终没有前来咨询室配合治疗的意思，看样子长久以来根深蒂固的观念很难有所改变。于是治疗师依旧专注于只对来访者一人进行工作，因为最重要的其实是让她能够拥有独立自主的意志，以及不受周围其他人影响的力量。

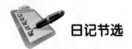 **日记节选**

某月某日　天气：晴
起床时间：8 点。
上午：与父母的关系紧张，今天又吵架了，然后开始对他们的性格之类的事不断进行分析思考，感觉非常焦躁。
下午：去了图书馆。
今日的感想：一跟父母吵架，分析癖就会发作。若是分析得过了头，说不定妄想又会跑出来。
就寝时间：22 点。

她的作息比较规律，睡眠充足，也有一些外出的活动。只是生活中还面临一些困境，这些问题可以通过森田疗法的理论给出对症的指导。

☞ **点评**

　　你可以多把精力放到你所喜爱的书法与抄经上，这样就能减少父母的言行对你造成的影响。比起一直思考，不如去活动活动身体，实际去做些什么事情。行动的时候，要注意将感官向外界打开，更多地关注外界自然。

她读了这一段内容，点了点头："原来如此，那我试试看。"

第 4 次治疗（次年 6 月）

小 D 说："最近，就算被父母再说些什么，我也不至于像原来那样难过自责到无法自拔了。这些事对我的影响变少了很多，开始能做到不那么放在心上了。我也不再整天都待在家里了，经常会出门去尝试各种各样的活动。不过，司法考试那边我暂时还提不起干劲，打算就这么多放置一会儿。现在我主要在上书法课，还开始学习从很早以前就一直想学的素描。"

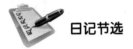 **日记节选**

某月某日　天气：晴
起床时间：6 点。
上午：练书法，抄写经文，刷碗，洗衣服，听了广播里播放的新闻。
下午：上素描课。
今日的感想：在素描课上产生了幻听，听见别人说我是"怪胎""不正常"，不过立刻就注意到这是幻听，然后就努力将注意力转到了窗外，盯着树上翠绿的叶子看，总算是做到了不去在意那些莫须有的言语。我好像渐渐开始习惯了这种每天都在忙的充实日子，发现多行动可以减少胡思乱想。我最近注意到，写书法时那种心神集中的状态，与《般若心经》中提到的"空"的境界，还有做沙盘时候的那种状态，好像存在着什么关联一样。今天洗完衣服以后，我站在阳台上向外看去，6 月的新叶好像已经发芽了。我感到空气好像很清新，有一种想要深深呼吸的冲动，对，就像是游泳的时候出水换气的时候那种深深的、有力的呼吸。

就寝时间：23 点。

她的状态比较稳定，也有了一些改善，进展得比较顺利。

☞ **点评**

请继续将注意力集中在书法与抄经上，这样能帮助你不去在意父母的言行与幻听的内容。打开感官，多去感受这个世界是很重要的，请再接再厉。

小 D 点点头说："嗯，是这么回事。"

在接下来的很长的一段时间里，小 D 都维持着目前这种状态，没有恶化，但也没再有进一步的好转。这样维持了近半年的时间，她的完美主义倾向再次比较明显地出现了，治疗师便对此进行了指导与修正。

第 16 次治疗（次年 11 月）

小 D 说："我已经不会去在意幻听的事了，现在忙着练书法、抄经、散步，每天都过得很充实。不过，也是到了要打起精神去准备司法考试，努力学习的时候了。心里虽然明白必须努力，但还是学不进去，一点效率都没有，然后陷入不断的自责当中。我最近的苦恼几乎都是因为这件事。"

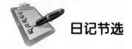 **日记节选**

某月某日　天气：阴

起床时间：5 点。

上午：散步，练书法，抄经，刷碗。

下午：打扫房间，去了邮局，进行法律方面的学习。

今日的感想：散步的时候身体感觉很轻松，自然而然地就按照习惯的路线走起来了，练书法的时候也很轻易地就进入了"忘我"的状态。但是一开始进行法律的学习，就又出现了那种很强烈的紧迫感，好像必须马上、立刻做到完美不可。我被这种感觉压得喘不过气来，结果一点也没能学进去。

就寝时间：22 点。

☞ **点评**

在学习这方面，你不需要用尽全力。当你感觉到学起来焦躁吃力，必须靠着毅力来强迫自己才能继续的时候，你可以停下来，去活动活动身体。你还可以根据自己的情况提前制订学习时间的计划安排，比如学习半小时，就停下来散散步，写写书法，再去学习半小时，按照计划交替进行，时间到了就停下来，不能再继续延长了。这一点是很重要的。

读了这段话之后，小 D 说："感觉这挺难做到的。我的完美主义总会强迫我把事情做到自己满意为止，做不到的话就会一直很焦躁，还会自责。不过，提前制订学习时间计划这种做法可能会有一些效果吧，我会去尝试的。"她停顿了片刻，接着说："为什么练字的时候那么容易就做到了忘我，学习的时候却怎么也进入不了状态呢？"她思考了一会儿，自己给出了答案："可能是因为学习是'有用的事'，而书法只是兴趣爱好的缘故吧。兴趣总是轻松愉快的，有意义的事则都要伴随着痛苦才行。"

治疗师没有主动去纠正她的想法。

她又说道："我总是会把所有的事情都严格地分为有意义的事和没有意义的事，然后在此基础上决定自己要去采取什么样的态度与行动。这么看来散步、书法都是没意义的，学习则是有意义的。我会觉得自己去学习才是'正事'，是正确的、该做的事，去散步、练书法则是在浪费时间，也因为这，我没办法觉得现在的自己活得问心无愧，总有一种负罪感。但——"她的话语有了转折，"之前在做沙盘的时候，您告诉我制作的过程本身就是它的意义。不为了结果，只为了过程，这种观点对我来说是前所未有的。可能其他的事情也是这样吧，我在散步和书法上用掉的时间，可能也是有一定意义的，并不都是白费的。"

在没有任何人提示与纠正的情况下，她自己的想法产生了一些变化。这种变化有助于打破她的思想矛盾与精神交互作用，令她开始从完美主义的桎梏之中脱离出来。

在接下来近一年的时间里，小 D 的生活状态得以继续维持，作息行动都很规律，过度逼迫自己的情况有所减少，心境也变得更加平和。书法方面，她摆正了态度，抱着"希望日后能够以此为职业"的目标在继续练习。药物治疗一直没有中断，但药量已经减少了许多。在压力过大的时候（比如无法避免地与父母争吵的时候），偶尔还是会出现一些妄想或者幻听的症状。不过她已经能够很坦然地接受自身的症状，并很好地应对这些情况了。

第 36 次治疗（第 3 年 12 月）

这是小 D 最后一次治疗。她在很长一段时间内身心状态都很稳定，因此想要独自地面对今后的生活了。她看着我，很坦然地谈起："现在我的书法水平已经比原来好太多了，不过还需要继续努力。在集中精力练字的时候，我可以什么都不去想，不去跟其他人比较，也不去想自己这个年纪还不能正式去工作，靠父母养活，是不是挺废的。过去我从未认真地去看过风景，但现在我会觉得这冬日的风景真的很美，特别是夕阳照到白雪皑皑的富士山上的景象，真是美得无法形容。我看着这种美景，深深呼吸几下，就觉得司法考试什么的，无论到时候结果如何，都不再重要了。"

治疗师听着这段话，如释重负，脑中也自然地浮现出了冬日富士山的景色。

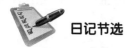 **日记节选**

某月某日　天气：晴
起床时间：5 点。
上午：练书法，抄经。
下午：散步，购物。
今日的感想：最近已经习惯了每天早起的生活，感觉早上空气非常新鲜，这一天的精神也会变得很好。我的书法水平已经挺不错了，我想试着去考一考书法老师的资格，已经报名了，现在在做最后的准备。
就寝时间：22 点。

☞ **点评**

进展顺利，请继续加油。

就这样，小 D 的治疗暂时告一段落了。治疗师依旧推荐她继续写日记用于回顾自身，若有什么需要或问题可以随时与本治疗室联系。后来听她的主治医生说，她的状态一直保持得不错，并在 1 年后成功地成为了一名书法老师。

【案例总结】

该来访者的治疗历时两年 5 个月，是目前为止来访者中症状最重、历时最长的一位。前期一直维持两周一次的频率进行治疗，森田疗法时期的最后 6 次延长为每个月一次，中间没有间断，配合态度良好。治疗开始时距她最初发病已有 8 年，这 8 年中她一直反复住院，接受着最大剂量的药物治疗，还有过一次自杀未遂而被强制送往精神病院住院的经历。

接受心理治疗的初期，来访者状态不佳，极其紧张，无法抬头看人，诉说的内容几乎全部是妄想，而且有相当多的时间都在进行近乎强迫性的思考与分析，对自己的症状无自知力。在治疗开始第 3 个月时，她开始诉说非妄想的、与现实有关的内容。进入第 4 个月后，开始对自身的症状产生自知力，此后没有再说出任何将妄想与现实混淆的话语，但抑郁症状也在同一时期出现。第 5 个月时，她开始练习书法，第 6 个月时，抑郁症状消失，妄想与幻听再度出现，但都处于可控范围内。治疗开始后的第 9 个月，她全面恢复到一个情绪稳定、幻觉妄想明显改善的状态，也涌起了对新生活的希望，以此为契机转为了森田疗法的治疗。

森田疗法时期历时 1 年 8 个月，其间来访者数次尝试重新开始司法学习但都不顺利，家庭环境的问题对治疗的进程产生了阻力，导致其病情时有反复。但总体而言她一直维持着相对稳定的状态，自知力完整，也渐渐学会了如何去与自身的症状共存。历时较长的主要原因在于她的完美主义倾向和思想矛盾较难打破，经观察，"在目前的状态下学习时不必全力以赴"这一条点评在恢复过程中起到了较大的作用，在治疗结束时她已经变得能够看开许多事情，不再执着于追求更高的成绩与完美的结果了。虽然药物治疗依旧不可中断，但她需要的药量明显减少，能在相当的程度上维持正常生活了。

可能会有很多人觉得，心理治疗对于重症的精神类疾病是没有任何作用的，对于在长期的药物治疗下依旧症状严重的患者而言更是如此。但哪怕是精神分裂症这样业界公认致病原因不明的精神疾病，其中也必然有一定程度的心理因素在诱发或加重精神症状。而只要是有心理方面的因素存在，"让内心回归最自然的状态"这种治疗方法就会取得相应的疗效。治疗师抱着这样的想法决定接手这位来访者，然后用事实证明在心理治疗的领域也同样有能够令这些患者好转并稳定下来的方法。这种方法是否具有普遍性，在目前看来还难以得出最后结论，但这至少可以作为未来的研究方向来进行进一步的探索。

案例五　我想走出去

来访者： 小 E，男性，26 岁。

主要问题： 大学一年级时因无法适应新的环境而中途辍学，此后 6 年一直处于宅居状态。现在想结束这种生活并开始工作，但对外界感到恐惧不安，难以开始。

家庭成员： 与父母同住，长兄已婚，居住在外。

小 E 给治疗师的第一印象是，他是一个长得很普通的腼腆青年。他的衣着整齐干净，语气温和，很有礼貌，除了看上去有点紧张和没有自信以外，并没有什么特别之处。他从网上查到了治疗师的咨询室的信息，对森田疗法和冥想沙盘疗法产生了兴趣，自行购买了许多森田疗法的书籍以及治疗师写的书学习了很长一段时间，这才鼓起勇气来访的。

他出生在一个小城市，从小学到高中都是在本地上的，成绩普通，人际关系普通，并没有出现过什么值得一提的问题。然后他考上了一所大城市的大学，第一次离家去上学。大城市的节奏太快，从租房独居（注：日本大学大多没有宿舍，校区不封闭，学生们需自行寻找住所）到交通方式，再到学校中的氛围都与家乡不同，让他感到极难适应。最终他连第一年都没有坚持下来，就辍学回家了。这次辍学是他人生中首次重大的挫折体验，也彻底击溃了他的自信心，从此他开始了长达 6 年的宅居生活，未再继续学业，也未尝试工作，家门都很少出，有意地避开了一切与外界的接触。

在宅居的第 5 年，同住的祖父母因病在短短一年内相继去世。这件事对他触动很大。他开始想，如果这样下去的话，等父母也哪天不在了的时候，自己是不是会因为没有收入活活饿死。他因此下定决心要开始改变，但长年的宅居生活耗尽了他的勇气，他变得很害怕与外界接触，始终无法迈出第一步。为此他买了许多心理方面的书籍，也自学了很长时间，但感到自己依旧没有很大的改变，最后鼓起勇气来到了治疗师的咨询室。

在来访之前，小 E 已经通过书籍了解了整合疗法的原理以及做法，所以不需要过多地解释与说明。在简单地商议之后，治疗师将治疗形式定为了标准的日记指导加冥想的做法，每次 50 分钟。只是因为经济方面的原因，治疗频率暂定为每 3 周进行一次。小 E 对此没有提出异议。

第 1 次治疗（某年 1 月）

小 E 按时来到咨询室，拿出了自己的日记本。但在交给治疗师之前，他先提了一个问题："我读了许多关于森田疗法的书，但里面写到的'生的欲望'究竟是什么，我还是有点没搞懂。我有那种'想要去做点什么'的想法，但却始终没办法付诸实践。"

治疗师回答他："你的这种'想要去做些什么'的想法就是'生的欲望'。"

他的日记内容很简单，能看出他的生活很单调，没有太多值得写的东西。

 **日记节选**

• 第 1 篇

某月某日　天气：晴

起床时间：10 点 30 分。

上午：上网看短视频。

下午：在电视上看球赛。

今日的感想：电热毯又暖和又舒服，一整天都没从被窝里爬出来。

就寝时间：凌晨 3 点。

• 第 2 篇

某月某日　天气：晴

起床时间：9 点。

上午：被大哥叫出去玩，开着车去了滨松市，看了钟乳石的山洞，去了餐馆。

下午：在景点的寺院里拍了照，吃了那里有名的饺子。

今日的感想：今天第一次见到了雪，下雪的日子还真是冷啊。看着大哥开车的样子，我也有点想去考个驾照了。虽然还是挺担心自己究竟能不能行，但想到有了驾照以后就能很方便地去更多地方了，还是想去试一试。

就寝时间：凌晨 2 点。

这里的第 1 篇日记很有代表性，它如实地记录了小 E 平时生活的常态，第 2 篇日记则是他这 3 个星期中唯一的一次外出。从作息时间的记录来看，他每天都是凌晨入睡，到日上三竿时才起床，即使醒来也不离开床，甚至在床上度过一整天的情况也不少见。鉴于他现在并没有学习与工作的安排，生活的主要目标就是调整自己的状态，治疗师便明确地对他的作息提出了要求。

☞ 点评

保持规律的作息是非常重要的，请尽量做到早睡早起。此外，"想考驾照"也是你"生的欲望"的体现，如果可能，请付诸行动。

读完点评之后，小 E 带着有些为难的表情，迟疑地回答："我试试吧。"看上去没有什么信心。

在共同冥想的环节中，小 E 过于紧张，自始至终都没能静下来。治疗师又被他所影响，也没能进入一个比较理想的冥想状态。沙盘制作耗时约 5 分钟（图 6-24）。

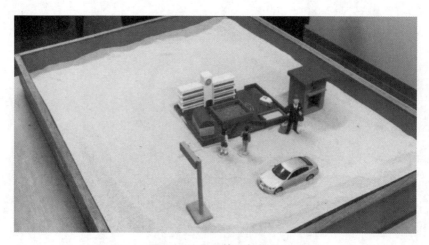

图 6-24　小 E 第一部作品

小 E 是纵向使用沙盘的，而且只使用了大约一半的面积，摆放的区域集中于右下方，剩余的大片区域都是一片空白的状态。沙盘中摆着学校、派出所、信号灯、汽车、警察和两个学生。

小 E 说："总感觉自己静不下来，脑子里都是乱七八糟的念头，不怎么耐烦去想要摆什么才好，就随便拿了几个玩具摆上了，结果就出现了这样的街景。"

　　虽然他也说在制作沙盘的时候"没有刻意去思考"，但这种"因静不下心而不耐烦思考"的状态与我们所追求的"投入而忘我"的状态还是很不一样的。只是他这是第一次制作，无法尽情投入是很正常的。不过即便如此，这一次的沙盘作品依旧很好地呈现了他的内心世界，局限于一隅的街景正是他极为有限的生活圈的写照。

第 2 次治疗（同年 2 月）

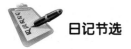 **日记节选**

• 第 1 篇

某月某日　天气：阴

起床时间：9 点。

上午：读了一些《实践森田疗法》，又读了一些《冥想沙盘疗法》，然后睡了个回笼觉。

下午：在电脑上查了许多关于心理疗法的内容。

今日的感想：越是学习心理疗法，越觉得接受心理治疗会让自己的内心被别人操纵，这种想法一直在脑子里打转，整个人就变得很焦虑，坐立不安。想起曾经接受过的一次心理咨询的事，那个咨询师的态度和善得过了头，总觉得怪怪的，又很假，结果去了一次就没再去过了。现在回想起来还是会有一种莫名的恶心的感觉。

就寝时间：24 点。

• 第 2 篇

某月某日　天气：晴

起床时间：9 点。

上午：睡回笼觉。

下午：通过书本学习森田疗法。

今日的感想：还是没办法相信森田疗法可以改变自己，但也想不出什么其他的解决方法，就还在继续学习。今天一直在想，绝对不能再这样下去了。这样下去，等父母死后我就要去沿街乞讨了，最后应该会曝尸街头吧。一想到这些就害怕得发抖，却不知该如何是好。

就寝时间：23点。

这段时间，小E的入睡时间提前了一些，但精神状态依旧不好，上午的时间几乎都在睡回笼觉，过得浑浑噩噩。他并没有增加什么能让身体活动起来的行动，而是把时间都花在了学习心理疗法上。这种学习其实是一种围绕"死的恐怖"的行动，他学习的目的是想摆脱现在这种生活状态所带来的焦虑，但单纯的学习而不去做任何行动却无法缓解这种焦虑。无法缓解焦虑的结果容易带来对心理疗法的不信任感，为了排除不信任感进行更多的学习，令注意力高度集中于这些理论之中，因此进入了精神交互作用的恶性循环之中。不信任感与死的恐怖缠绕在一起，在这个过程中不断膨胀，最终变得疑神疑鬼，终日陷在"曝尸街头"的恐怖之中。

这种时候，再继续讲理论只能起到反作用。为了打破这种恶性循环，治疗师直接提出了"带着不安去进行一些行动"的建议：

☞ **点评**

就算没办法信任森田疗法也没有关系，你可以带着这份怀疑去做你应做的事。比如说，去驾校开始学车怎么样呢？把"想去做"的念头付诸实践才是最重要的。

读完点评之后，小E沉默了很久，最终像是下定了什么决心一样对治疗师说："好的，我知道了。"

开始冥想之后没多久，小E说："我静不下心来。一闭眼就有很多乱七八糟的念头冒出来，越想心越乱，坐都坐不住了。"治疗师告诉他："把你的注意力放在呼吸上，慢慢调整呼吸节奏。不用想着必须做到毫无杂念，也不用刻意把那些念头赶出去，重要的是让自己放松。放松下来以后那些念头就会自然而然地流逝了。"

小E又一次闭上眼，先深呼吸了几次，然后慢慢地，呼吸平缓了下来，整个人也静下来了。治疗师也安下了心，渐渐进入了冥想状态。沙盘制作耗时5分钟。

此次沙盘作品的照片未能保存下来。沙盘依旧是被纵向使用的，摆放区域集中于右下方。左侧是像海啸一样的巨浪，离浪头不远的地方有一大一小两只花猫，最右侧是一间小洋房。

小 E 说："这次摆的时候，我也没有刻意想要去表现什么。但这样回头看一看，这可能是在表现我现在这种不安的感觉吧。"

第 3 次治疗（同年 3 月）

这一次，小 E 带着明快的表情来到了咨询室。他看上去比前两次更有活力，日记内容也充实了许多，有一种很积极的感觉。

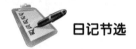 **日记节选**

• 第 1 篇

某月某日　天气：多云
起床时间：9 点。
上午：我终于下定了决心，去参加了驾校举办的"开学仪式"。来参加的学生真的很多，我坐在他们中间有些紧张，也挺不安的，但把注意力放到听台上的人讲话以后就不那么在意紧张了。
下午：打扫家里的小院子，出门购物，顺便散步。
今日的感想：先前报名交费都是在网上进行的，今天还是第一次去驾校。我好多年没参加这种人多的活动了，出门前还感觉很害怕，但咬咬牙真去了以后就发现也没有想象中那么糟。从驾校出来以后松了口气，心情也很不错，下午的时候就很自然地想去做点什么了。打扫院子，散步，买东西，这些做起来都干劲十足。沿途的风景也很不错，街边不知名的小花随风摆动，感觉还挺好看。
就寝时间：24 点。

• 第 2 篇

某月某日　天气：多云
起床时间：7 点。
上午：练车，理论考试。

下午：散步，购物，冥想。

今日的感想：最近已经比较习惯练车了，但交通规则的理论考试让我感到非常紧张。我不由得想起了很多在高中和大学里参加考试的事情，哪怕考试结束离开了驾校，那些回忆还是不停地在我脑子里打转。下午我试着去散步，也在家里自己尝试了冥想，但效果不太好。特别是在公园里的时候，我看着正在盛开的梅花，有那么一瞬间感觉心情不错，但马上又想起了考试的事情，就又变得很难受。

就寝时间：23点。

小 E 终于迈出了第一步，开始学习开车了。他的作息因此变得比以前规律了许多，也有了更多的外出活动的动力。虽然还有一些关于考试方面的不安感，但程度上比前一次已经好了许多。

👉 **点评**

实际去做以后，就会发现没有想象中那样可怕，对吧。你能够正常地去驾校学习驾驶汽车技术了。这是一个很大的进步，请继续保持下去。就算是你在学习的过程中有一些焦虑或不安也没关系，只要你还能带着这些感觉继续积极地去把这件事做下去，一切就会变好的。

读完点评后小 E 点了点头，这次没怎么犹豫。

在冥想环节，治疗师较顺利地进入了冥想状态，小 E 的呼吸也比较平稳，好像也顺利地静下了心。沙盘制作耗时约 10 分钟（图 6-25）。

沙盘中很随意地摆放着苹果、战舰、观音像、钉在十字架上的耶稣、女学生等沙具。虽然依旧只使用了沙盘的下半部分，但已不像前两次那样有明确的边界感了。

小 E 说："嗯——看上去有点七零八落的。不过这表现的大概是被耶稣和观音守护着的战舰正在出击的场景吧。其实我是个彻底的无神论者，从来也不信什么神佛的，但在摆沙盘的时候却很自然地拿了这些东西过来，现在看着它们还感觉很舒服，这很不可思议。"

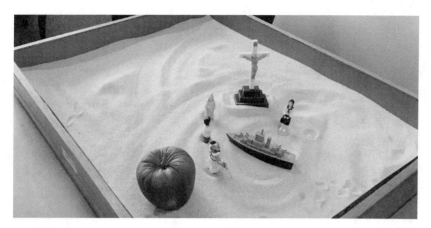

图 6-25　小 E 第二部作品

第 4 次治疗（同年 4 月）

小 E 在坐下以后就告诉治疗师："我从上星期开始在养老院当义工了。"语气中充满了成就感。治疗师也很高兴，说："太好了。"

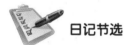 **日记节选**

- 第 1 篇

某月某日　天气：晴

起床时间：7 点。

上午：第一次去养老院当义工。

下午：购物，散步。

今日的感想：当义工需要陪老人们聊天。刚开始的时候我还挺紧张的，但很快就能积极地加入他们的对话了。

就寝时间：23 点。

- 第 2 篇

某月某日　天气：晴

起床时间：7 点。

　　上午：驾校练车。

　　下午：在丰田市体育场看了场球赛。

　　今日的感想：驾校的教练和我同岁，但在他面前我总是出错，被他反复指导。我感觉他那么能干，跟他相比我却什么都不是，感觉抬不起头来。一开始这种感觉很强烈，但最近已经不太在意这个感觉了，要练车就专心练车，努力提高自己的驾车技术也就是了，与别人怎样没什么关系。下午在体育场看球，人特别多，感觉不习惯，很累。不过跟大哥聊起来以后就不怎么在意周围的情况了，后来聊得兴起，结束时还挺开心的。

　　就寝时间：23 点。

　　至此，小 E 的作息已经完全规律了。他每天都在外面忙碌，也很少有宅居在家的日子了。能感觉到他的生的欲望在不断地被激发，状态也在一天天地变好。养老院和球场都在邻市，距离他的住所相当远，像这样经常前往是需要强大的行动力的。

👉 **点评**

　　你的活动范围变大了很多啊，进展非常顺利。还有，将自己与他人进行比较，觉得自己做得比他人好或者不如他人一样好，这是一种思想矛盾。不要执着于此，把心放宽更重要。

　　读完点评后，小 E 点了点头。他说："这个地方还真的很不可思议。坐在这里冥想的感觉很舒服，让人心情平静。最开始的时候我其实不太明白为什么要做什么沙盘，不明白它的意义在哪里，但很神奇的是我明明只是凭直觉这样随手摆几个玩具，当时也没有太大的感觉，但回家以后，在平时的生活中，我却不断地对森田疗法的理论有了新的见解。就比如说，上一次我摆的耶稣像和观音像，其实摆的时候什么都没想，但回头却总有一种自己在被这些东西保护着的感觉。就像学驾车的时候出了错被反复提醒这事，要是放在以前我会难受很久很久，甚至会因此放弃学开车，但现在我很快就能把状态调整过来，不怎么会放在心上了。在沙盘里摆上这些东西，就好像在心里立起了一个主心骨一样，我的很多改变应该都是沙盘的力量。"

治疗师静静地听他说，然后点了点头，接着便与他一同进入了本次的冥想中。这一次治疗师进入了半睡半醒的深度冥想状态，感到周围有一股奇妙的暖意，令人身心舒畅。沙盘制作耗时约10分钟（图6-26）。

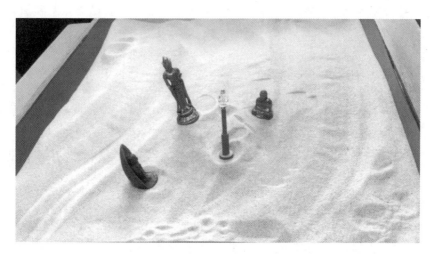

图6-26　小E第三部作品

沙盘里的沙具不多，一站一坐两尊佛像，一个地藏菩萨，围绕着中间的路灯。构图隐隐地有了中心化的趋势。小E说："这中间的路灯就是我心中的那种像主心骨一样的东西。"

第6次治疗（同年6月）

 **日记节选**

• 第1篇

某月某日　天气：晴

起床时间：7点。

上午：在家里的院子里种了一些花。

下午：驾校练车。

今日的感想：初夏的风吹拂在脸上，感觉清爽又温暖。我蹲在院子里用铲子铲土的时候，突然有了一种在冥想的时候才有的奇妙感觉，周围的一切都变得不那么清晰，自己被温暖的什么东西包围着，心情特别愉快。然后我又想起小学的时候，我曾在教室窗台下的小花坛里种过紫阳花。当时花了很长的时间去学习如何照顾它，每天都去浇水，最后开出来的花非常漂亮。这么想着，感觉很怀念。对了，今天我忘了吃抗抑郁药，但去学车被提醒纠正了也没觉得怎么样。以后尽量就不吃药了吧。

就寝时间：23 点。

小 E 的抗抑郁药并不是常规服用的类型，而是应急用的。他通常只会在感到状态不好的时候服用，所以现在想试着不再服药，有这种想法也可以理解。常规服用的精神类药物，想要减量或停药则必须取得医生的许可，让医生来帮助自己调整比较好，不宜自己擅自进行决定。

能看出小 E 的状态在稳步好转。

☞ 点评

你的感官已经完全向外界打开了。这很好，请继续保持。

• 第 2 篇

某月某日　天气：晴

起床时间：7 点。

上午：去面试了配送报纸的工作，被录取了。

下午：去养老院做义工，与老人们聊了两个小时。

今日的感想：就要开始打工了，但义工那边我也还想继续做下去。

就寝时间：23 点。

这是这几周中发生的另一件重要的事，小 E 决意去打工，迈出回归社会生活的第一步。他进步的节奏很快，干劲十足，也充满了力量。但治疗师有些担心他会不会一口气跑得太快，又再次受挫陷入低谷。

> ☞ **点评**
>
> 新的挑战请加油。但注意不要努力过头，循序渐进比较稳妥。

此次的冥想中治疗师第一次深入到了"不知自己身在何处"的状态。沙盘制作耗时 10 分钟（图 6-27）。

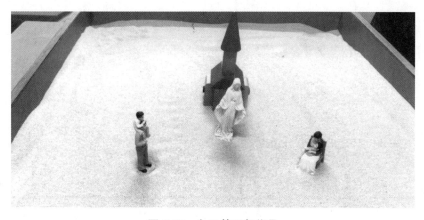

图 6-27　小 E 第四部作品

沙盘的中央是一座红顶的教堂，前面摆着洁白的圣母像。圣母像右边是坐在椅子上抱着孩子的母亲，左边是肩上扛着孩子的父亲。整体布局没有像以前那样仅局限于下半部，而是位于沙盘的中心。

小 E 说："我真的是个无神论者，但每次都会不由自主地拿起这些有宗教含义的东西。我感觉自己现在的日常生活是被这些神像保护着的，很有安全感。其实究竟是不是圣母像都无所谓，具体是哪个神，我也说不太清。"他想了想说："可能守护我的是整个大自然，或者世界，这一类的东西吧。"

第 7 次治疗（同年 7 月）

治疗师所担心的事并没有出现，小 E 这一次的精神状态相当不错，打工也顺利坚持下来了。

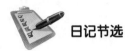 日记节选

• 第 1 篇

某月某日　天气：晴

起床时间：7 点。

上午：驾照考试顺利通过了，总算松了一口气，感觉很有成就感。

下午：送报纸。今天要挨家挨户送出 300 份。我跑得满头大汗，意识都有些蒙眬了。

今日的感想：终于开始打工了，今天是第一天。这种大热天还要到处跑，真是累得够呛。但既然决定要干了，就要努力干到底，绝不能打退堂鼓。

就寝时间：23 点。

• 第 2 篇

某月某日　天气：阵雨

起床时间：7 点。

上午：整理庭院。

下午：送报纸。

今日的感想：打算把家里的小院子整个翻新一遍，重新布局一下，今天上午一直都在忙这个事。送报纸的工作最近也开始适应了，感觉还不错。现在的生活有一种在进行住院式森田疗法的作业期一样的感觉。

就寝时间：23 点。

☞ 点评

住院式森田疗法的作业期还真是恰当的比喻。不过在这个作业期间，患者是需要与他人一同合作完成作业的。

这也是小 E 目前仅剩的问题。他一直以来选择的活动基本都是独自进行的，并没有与他人一同合作完成过什么工作。现在他虽然状态良好，但是否能够与他

人顺利相处尚未可知。

本次冥想治疗师的状态也很好。在冥想进行到一半的时候，旁边传来了小 E 的鼾声，他坐在椅子上睡着了。到了冥想结束的时候，治疗师叫了他一声，他没有反应，只好伸手推了推他，这才让他醒了过来。这种情况还是第一次遇到。小 E 揉了揉脸，有点不好意思地笑了笑，然后起身去制作沙盘。没过多久，身后就传来了令人心情愉快的拨弄沙子的声音。

沙盘制作耗时 10 分钟（图 6-28）。

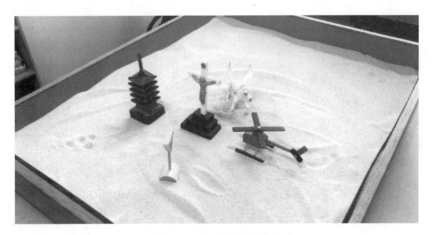

图 6-28　小 E 第五部作品

被钉在十字架上的耶稣像被放在中间，直升机、交通路牌、佛塔、天马分别被放在耶稣的东西南北四个方向，是布局规整的中心化构图。

小 E 说："感觉这架直升机是即将要起飞的状态。"

近几次的沙盘作品在感觉上有些相似，治疗师感到沙盘疗法对小 E 来说可能存在一些局限性，便问他："沙盘可能已经不需要再做下去了吧？"

但小 E 这样回答："不，我觉得做沙盘对我来说还是有挺大的意义的。我在日记中没写出来，但最近我有时会突然感到一阵很强烈的不安，基本都是在晚上，睡前那会儿。我都已经做了这么多事了，但还是会突然这样害怕，连自己都不知道究竟怕的是什么。但每到这种时候，我就会想起自己在沙盘里摆的东西，比如上次的圣母像，或这次的耶稣像，然后心情就会很神奇地平静下来。我感觉这些东西给我带来了许多力量，对于现在的我来说，这种力量还是必不可少的。"

治疗师点了点头说："原来如此，那我们就继续做下去吧。"

第8次治疗（某年8月）

 **日记节选**

• 第1篇

某月某日　天气：晴

起床时间：7点。

上午：去洗车的时候，突然有一种不可名状的不安感涌上心头。最近，这种一般只在睡前才会有的感觉偶尔也会在白天出现了。不过我没有太过在意，继续把车洗完了。

下午：送报纸。已经习惯在炎热的天气送报纸了，虽然每天都跑得汗流浃背的，但自己负责的这片区域已经跑熟了，很有成就感。

今日的感想：就算不安感出现也不怎么在意了，不会耽误我去做该做的事。比起这个，送报纸的工作做得顺利这件事才更让我感到高兴。这样再做一段时间，我想去技校学一门手艺。

就寝时间：23点。

• 第2篇

某月某日　天气：雨

起床时间：8点。

上午：整理了一下自己从小到大的照片，发现从十六七岁开始一直到"家里蹲"的时期，自己连一张照片都没有。

下午：在雨中骑着自行车送报纸。就算披着雨衣，雨水还是会被吹到脸上，再顺着脖子流下去。但我却一点都没觉得难受，反而觉得又凉快又清爽，很舒服，心情也愉快。

今日的感想：自己的照片居然有这么长一段时间的空白期，好像有点意外，但仔细想想也没什么好意外的。虽然多少感觉有点遗憾，但并不难过。照片以后还会照的，至少现在的生活状态我很满意。淋着雨送报纸的时候，雨水打在脸上，让我有了一种"活着"的感觉。这种感觉是过去那个只会埋头学习考试的我绝对体会不到的。

就寝时间：23 点。

☞ **点评**

带着不安继续行动，你的生的欲望就会被激发出来。进展顺利。

这一天小 E 送报纸的工作临时有事需要提前上岗，便没能进行冥想与沙盘制作的部分。他急急忙忙地离开咨询室去工作的背影看上去充满了活力。

第 10 次治疗（同年 10 月）

这是小 E 的最后一次治疗。虽然他还没有与他人合作完成工作的经历，但至少已经脱离了宅居生活。最初的治疗目标也算圆满完成了。因此他提出终止治疗一事，治疗师便同意了。

 **日记节选**

- 第 1 篇

某月某日　天气：晴
起床时间：7 点。
上午：从今天开始，早上也要配送一次晨刊了。早上的空气非常清新，虽然要求 9 点以前必须全部送达，时间有点紧，但也没觉得累。
下午：照常配送晚报。
今日的感想：工作量增加了，但干得很开心。
就寝时间：21 点。

- 第 2 篇

某月某日　天气：多云
起床时间：7 点。

上午：送晨刊。

下午：送晚报。

今日的感想：今天，上司对我说："这段时间你干得很不错，考不考虑成为我们的正式员工呢？"我感到自己的工作受到了肯定，真的非常高兴。但我还是想去技校学一门比较过硬的手艺，不能就这样正式就职。我就这样告诉了上司。

就寝时间：21 点。

☞ **点评**

一切顺利。

这一次的冥想也很顺利，沙盘制作耗时 15 分钟（图 6-29）。

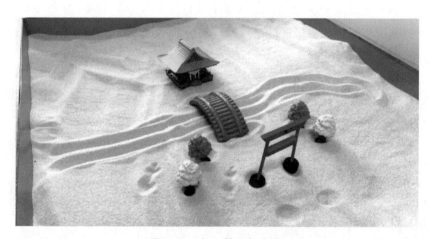

图 6-29　小 E 第六部作品

沙盘中央是一条横贯左右的河流，河上是红色的桥梁。桥的前方是红色的鸟居和规整的树木，桥后则是一间不大的神社。虽然沙盘依旧是纵向使用的，但这一次的作品占满了整个沙盘，有一定的让人安心的稳定感。

小 E 说："我完全是无意识中摆出来的，但摆完之后这样一看，有一种很安心的感觉，让我可以面对接下来的一切挑战。"

治疗师问他："你目前的状态已经不错了，我们的心理治疗就这样结束，你觉得可以吗？"

他回答道："我感觉自己已经能行了，也知道以后要往哪个方向走了，治疗就到此结束吧。"

治疗师点了点头。

一年后，治疗师又收到了小 E 的消息。他一边在打工一边在技校学习，生活过得很充实，与周围人相处得也不错。治疗师这才终于安下了心，感觉这个案例至此有一个良好的结局了。

【案例总结】

此案例历时 10 个月。其间每 3～4 周进行一次治疗，每次 50 分钟（第 8 次例外，因工作原因仅进行了 30 分钟），治疗频率稳定，来访者配合态度良好。初诊时来访者已宅居 6 年，终日卧床不起，作息混乱，极少出门。他虽然进行了一些心理疗法的学习，却因此产生了对心理疗法的不信任感，也无法采取任何实际有意义的行动。通过森田疗法与冥想沙盘的治疗，至 10 月治疗结束时该来访者考取了驾照，当过义工，打工送报纸，并收到了打工处转正的邀请。治疗结束后一年左右，他如愿上了技校，开始了技术学习，为以后的正式就职做好了准备。

首次治疗时，该来访者基本处于完全宅居状态，虽然有"想要做些什么"的冲动，却无法付诸实践。"想要做些什么"虽然是生的欲望的体现，但无法付诸实践的现状却让他的死的恐怖占据了上风。这是一种典型的虽有生的欲望，却一直围绕死的恐怖行动的状态。他无法适应社会，无法面对任何失败，遇到困难的解决方式是退学，躲避，宅居在家，避开了一切与外界的接触的机会，虽然为了缓解不安进行了心理疗法的学习，但注意力却高度集中于思维与理论分析上，而非具体行动上。他的思想一直围绕着死的恐怖，这种状态在第 2 次治疗时达到了顶峰，不断恐惧着自己是否会"曝尸街头"。在治疗师的建议下，他迈出了第一步，首先走出家门，去尝试放下以往认为自己什么都不行、不能适应社会等执念，共同寻找自己可以行动的突破口。在第 3 次治疗时，该来访者尝试去驾校学车，并发现"其实没有想象中那么可怕"。此后，他的精神能量被顺利引向了生的欲望一侧，随着行动范围的不断扩大，就算有不安涌上心头也没有太过在意，一直充满活力地"为所当为"。在最后一次治疗时，该来访者得到了打工处的转正邀请，一直以来的工作得到了肯定。但是，他有更明确的生活目标，因此没有立即入职，而是在 1 年后进入了技校，按照自己的人生规划继续前行。

此案例的治疗帮助自闭 6 年的小 E 重新融入了社会，恢复了正常人的生活，完成了最初定下的治疗目标，效果比较理想，预后良好。

案例六 什么都不想也没有关系

求助者：小 F，女性，18 岁，高中三年级。

主要问题：解离性症状，发作时频繁对母亲等家庭成员施暴，有时会失去意识，情绪低落，偏头痛。

家庭成员：双亲、本人、妹妹。

在第一次面谈中，治疗师并没有见到小 F 本人，只有她母亲一个人来到咨询室。小 F 的母亲是一位看上去有些疲惫和憔悴的中年女性。她坐下以后就带着很不好意思的表情对治疗师道歉："虽然您在预约的时候说过希望孩子也一起过来，但在她面前说这些会让她很生气，我害怕她在这里闹起来，就只好自己先来了。"

治疗师顿时感到这个案例很可能有相当大的难度，于是问她："那您的孩子愿意配合心理治疗吗？"

小 F 的母亲犹豫了一下，为难地说："我劝了她很长时间，她才总算是答应来了。但她防备心挺强的，到时候肯不肯说话，我也不敢肯定。去精神科开药的时候也是什么都不肯说，我讲情况的时候她还差点闹起来。这样是不是不行啊？"

治疗师考虑了一下，告诉她："不管怎样，您先说一说她的情况吧，能不能进行心理治疗，等她本人来的时候才能确定。"

小 F 的母亲点了点头表示理解，然后开始讲述小 F 的情况。据她所说，小 F 直到初中二年级为止都是一个很好的孩子，成绩很好，擅长运动，活泼大方。小学的时候参加了儿童会的活动，初中的时候加入了话剧部和学生会，性格比较争强好胜。在初中一年级的时候，她和话剧部的同学因为角色分配的事情起了冲突，对方人缘很好，于是联合了其他所有人一起孤立小 F。那段时间小 F 虽然情绪不太好，但还算可以，学习也没受太大的影响。但后来这种排挤孤立越演越烈，班级中的人也都开始刻意无视她，疏远她。她受不了这种感觉，开始拒绝上学，为此跟家里吵了好多次，但没什么好的结果。到了初中三年级的时候，家里感觉这样下去不行，就给她安排了转学，转到一所为因各种原因无法正常上学的孩子开设的特殊学校。转学后小 F 的状态还可以，肯上学的日子多了起来，后来升入了同样性质的特殊高中。

在高中一年级的时候，小 F 与同校的一名男生交往。但那名男生的精神状态很不安定，时而火热时而冷漠，还多次自伤、自残。小 F 的精神状态也因此变得糟糕了起来。家里发现了这种情况，强令小 F 与该男生分手，但她激烈地反抗并出现了一些异常表现，有时莫名暴怒，大吵大闹，有时对母亲乱扔东西或推搡，有时剧烈头痛甚至到失去意识的程度，发作频繁，而且事后经常对发作期间的事情毫无印象。在精神科被确诊为"解离性障碍"，也开了药，但她总不愿吃，服药很不规律。再后来她又转了一次学，与那个男生也分手了，但症状却没有因此好转。有好几次离家出走的经历，也有好几次从很高的台阶上向下跳，表现出了自杀的企图，但事后问她，她总是没有相关的记忆。

小 F 的母亲说到后来情绪很崩溃，一直在哭。她说自己现在根本不知道该怎么办才好了，但凡有一点可能性也希望治疗师能想一想办法。

虽然被这样恳求，但治疗师的确心里没有底。治疗师未曾有过解离性障碍患者的心理治疗经验，不知道整合疗法能够起到多少作用，也不知小 F 是否能够做最低限度的配合。如果完全不肯配合，治疗师也是束手无策的。所以治疗师只能对小 F 的母亲说："您下次尽力带小 F 一起来吧，不过成与不成，我只能试试看。"

小 F 的母亲表示理解，千恩万谢地离开了。但治疗师的头却疼了起来。

第 1 次治疗（某年 11 月）

5 天后，见到了小 F 本人。在治疗师的要求下，她独自坐在咨询室中，小 F 的母亲在外面等待。她看上去就是一个很普通的高中女生，只是表情很冷漠，坐在椅子上看着窗外，采取了完全拒绝的态度，一言不发。

治疗师尝试着问了她几个问题，果然没有得到任何回应。这种情况，无论是倾诉还是写日记都不太现实。不过治疗师注意到，在进来的时候她盯着一旁的沙具架看了好几眼，可能对沙盘的制作会有一些兴趣吧。

于是治疗师对她说："这样坐下去对你我二人都没有什么好处，你要是真在这里什么都不做的话，只怕回家以后父母也会不高兴吧。不如这样，我们商量一下。你每次来我这，就玩一玩这边的沙盘就行了，玩完就可以走，怎么样？"

小 F 露出有些意外又有些怀疑的表情，第一次开了口："真的？"

治疗师点头："当然是真的。"顺便向她介绍了一下沙盘的玩法："把架子上你中意的玩具摆进沙盘里就行了，过程我不看。做完以后你叫我一声，然后去外面把你妈妈叫进来。我跟她简单说几句，你就可以回家了。"

小 F 想了一会儿说："行吧。"算是答应了。

然后她就起身走到架子旁，开始打量上面的各种玩具，治疗师则继续坐在椅子上背对着她，试着进入冥想。但这种情况准备时间太短，治疗师又在担心小F会不会好好做沙盘，会不会出什么其他的状况，没怎么进入状态。刚刚感觉自己心静了一点的时候，一侧的头部就开始有些不舒服，感觉是偏头痛，治疗师一边这样想着，一边陷入冥想。

小F只花了5分钟左右就做完了。她叫了一声："我做完了。"于是治疗师便起身去看她的作品（图6-30）。

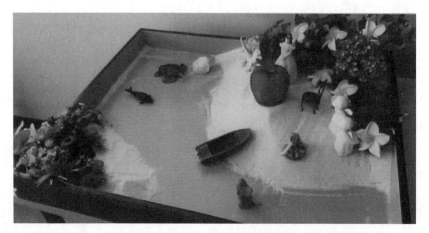

图 6-30　小 F 第一部作品

虽然感觉她一点也没用心，但做出来的作品却是非常出色的。一大一小两个小岛被蓝色的水域分开，岛上有郁郁葱葱的绿色和美丽的花朵，还有洁白的天使和天马、穿黄色礼裙的公主和红色的苹果，水里是鱼、龟和小船。整个作品表现力很强，充满了生机与力量。她可能令人意外地很适合沙盘疗法，治疗师看到作品之后比先前多了一点信心。

但小F并没有等治疗师仔细看完，便说了一句："这样就行了吧。"转身自行离开了咨询室。

没过多久，小F的母亲推门进来了。可能是担心母亲说一些不利于自己的话吧，小F也跟着一起进来了。

治疗师简单向小F的母亲说了一下刚定下的治疗方案，希望小F能每两周来一次，每次只需要做做沙盘就可以了，估计只需要15分钟左右。小F的母亲没有异议，并说了一下小F最近的状况："最近，这孩子还是经常不愿去上学，有一半左右的时间都在家里。她说自己头痛得厉害，有时又会在家里大闹，但事后又说自己完全不记得。"她满脸忧愁地说："今天她也是说头痛，一整天都躺在床上。"

小 F 态度很差地对母亲吼："你能少说两句吗？我现在也头痛得很！"

治疗师安慰小 F 的母亲说："没事的，今天就先回去吧。记得两周后再来做沙盘。"

小 F 的母亲点点头："好的，那拜托您了。"

第 3 次治疗（同年 12 月）

小 F 虽然依旧没有什么交流的意愿，但至少每次都会按时前来，这让治疗得以进行下去。这一次，她进门以后照例不看治疗师这边，说了一句："那我开始了。"便径直走到沙具架子旁。治疗师应了一声以后，也开始冥想。

因为她的情况特殊，治疗师的冥想每次准备时间都不够充足，即使特意为此在约定的时间之前就独坐在咨询室中寻找感觉，现在也不易进入状态。呼吸还未平稳下来之前，好像有点头痛与困意。考虑到小 F 平时的症状中也有偏头痛，现在这种感觉也许是她的症状通过"连接"逆流过来的反应。虽然不舒服，但影响也不大，通常在冥想结束之后这些被影响产生的不适感也会随即消失。

治疗师努力调整自己的呼吸，放松身体，试图加深冥想的程度。终于在这段时间即将结束的时候，呼吸平稳了下来，偏头痛的感觉也消失了。

小 F 说："做好了。"治疗师睁开眼看了一下，制作耗时大约 10 分钟（图 6-31）。

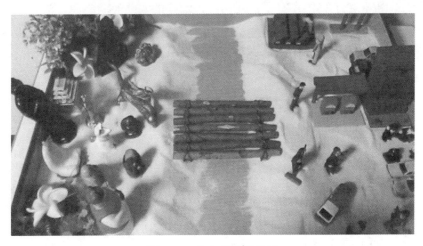

图 6-31 小 F 第二部作品

这一次的沙盘作品同样既充实又精彩。自上而下的河流将整个沙盘对半分为了两个区域，中间由木桥连接。左侧是神佛的区域，摆着许多佛像、女神、灵兽等幻想中的存在，右侧是人类区域，有房屋、加油站、汽车、人群等日常事物。

趁小F还没立刻离开，治疗师问了她一句："做沙盘感觉怎么样？"她回答说："还行吧，有点意思。本来我头痛得要死，但现在好像不痛了。"

她走出房间后没多久，与小F的母亲一起进来了。小F的母亲照例说了一些她最近的情况："前段日子，她在学校和朋友起了冲突，结果又发作了。突然叫头痛，然后又突然没了意识，在家里还闹了好几次，事后又不记得发生了什么。唉，简直是一团乱。"

小F态度依旧不好，但这一次攻击的对象并不是母亲。她说："都是那些家伙不好！又不是我的错！"

安抚好小F以后，小F的母亲看了看咨询室里的环境，说了一句："这里还真是安静啊。感觉空气也很清新，让人感觉很舒服。"

小F破天荒地没有反驳，而是说："其实做沙盘真挺有意思的。这里跟一般的地方感觉不一样，我还是第一次来这种地方。"

这个"自由且被保护的空间"已经开始对小F产生正面影响了。希望她的症状能得到进一步减轻。

第5次治疗（次年1月）

小F进门以后看了治疗师一眼，就一言不发地去做沙盘了。

治疗师也开始了冥想。有了这几次沙盘治疗的实践经验之后，治疗师也发现像这种准备时间较短的情况，不能试图一口气就深入冥想，而是需要一步一步地让意识下沉，最终才能到达一个较为理想的冥想深度。这一次冥想中多多少少还是能感觉到一些轻微头痛和困意，但明显比先前要轻不少，在调整呼吸的过程中很快便消失了。

沙盘制作耗时10分钟（图6-32）。

沙盘中从左下到右上横贯着一条大河，河两岸布满了郁郁葱葱的植物，简直像是热带丛林一样。丛林后藏着各种大型猛兽，一派生机盎然的景象。河的正中间是一艘红色的独木舟，上面乘坐着好几个向四面八方张望着的小矮人，好像正在丛林中冒险一样。治疗师再一次惊叹她在沙盘中惊人的表现力。

现在她制作完之后也不会立刻离开了，让治疗师有了一些能与她对话的时

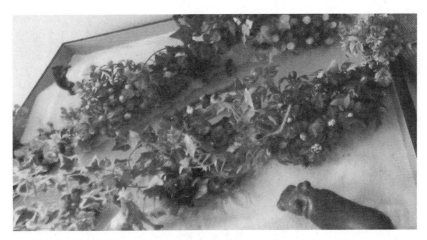

图 6-32　小 F 第三部作品

间。治疗师问她："你最近感觉怎么样？"她比较坦率地回答："还不错吧，跟朋友一起出去玩得比较多。我搞到了一些打折的游乐园的票，差不多每个星期都跟她们一起去玩一圈。过得还挺开心的。"

短暂地离开之后，她又与小 F 的母亲一同进来了。相比小 F 精神饱满的样子，小 F 的母亲看起来很是憔悴。小 F 的母亲告诉治疗师："最近孩子经常出去玩，挺开心的样子。虽然有时候还会说头痛，但看样子比原来好得多了。倒是我这边日子很不好过，丈夫把所有烂摊子全都丢给我一个人，总说自己工作忙，要加班，就连家也不怎么回了。"

在治疗师与小 F 的母亲谈话的时候，小 F 没有像前几次那样充满戒备地在一旁听着，随时准备反驳，而是很轻松地在看她自己带来的一本漫画书。这时她碰了碰小 F 的母亲，给她看其中一页："妈，你看这个，像不像你？"治疗师也凑过去看了一下，上面画着一位头发凌乱、形容憔悴的中年女性。小 F 的母亲也没生气，只是有些无力地笑了笑："还真是像呢。"她与母亲之间的关系好像有所好转。

第 7 次治疗（次年 2 月）

这一次小 F 也一进门就默默地开始制作沙盘。

治疗师的冥想状态终于稳定了下来，进入了半睡半醒的深度冥想之中。背后传来了令人身心愉快的拨弄沙子的声音，那种轻微头痛和困倦感没有再出现。沙盘制作耗时约 10 分钟（图 6-33）。

沙盘中，两侧的沙子完全被堆积到了中间，形成了一道狭长的陆地。地面上

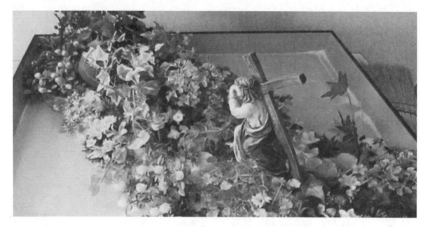

图 6-33　小 F 第四部作品

堆满了无数的绿色植物，背着十字架的巨大的耶稣面向着藏在绿色灌木中的红色苹果，周围满是各种颜色的花朵。

小 F 做完以后主动跟治疗师说："最近感觉特别好，也不怎么难受了，做什么都挺有干劲的。"她又端详了一会儿自己的作品，抬起头来环视了一圈房间后说："这个地方真神奇，就像是充满了什么灵力一样。虽然我知道这么说好像不是很科学，但就是有这样的感觉。"

小 F 的母亲进屋以后说："孩子最近好像状态不错，经常出去玩，开心多了。"她也没有多提学业的事情，孩子能从先前的状态恢复到现在的样子，她看上去已经很满意了。

第 8 次治疗（次年 3 月）

小 F 进门以后照例一言不发地走到沙具架旁开始看，但她明显不像上次一样充满活力，看上去很没精神的样子，情绪也好像很低落。

治疗师在冥想中也有了一种沉闷的感觉，难以进入状态。沙盘耗时 5 分钟（图 6-34）。

沙盘被明确地分为 4 个互不相连的区域，每一个区域都孤独地摆着一个女性人物。与先前的作品相比，这一次的作品非常分裂，也非常荒芜。

做完沙盘以后，小 F 什么话都没说，扭头就走出了房间。

小 F 的母亲进来以后说："孩子前段日子好像又跟朋友们闹翻了。"小 F 脸色很难看，用很差的语气说："这种事没必要全都说出来吧！"强行拉着母亲直接离

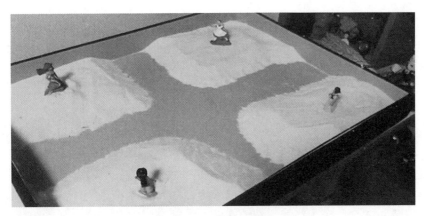

图 6-34　小 F 第五部作品

开了咨询室。

在治疗完全结束以后的某一天，小 F 给我发了邮件说了很多，其中就包括这段时间发生的事情。她说当时自己的状态变得很好，心情也很好，于是跟好几个朋友经常一起去逛游乐园，走得很近。但可能是一下子把距离拉得太近了吧，相处多了以后就出现了不少矛盾，又吵架绝交了。她感觉那个时候好像只有自己一个人被整个世界排挤，失去了好不容易得到的容身之处，不安的感觉非常强烈。最难受的时候甚至都想过要自残，去割自己的手腕。但最终她没有下手，而且解离的症状也没有发作过。

第 10 次治疗（次年 5 月）

这一次小 F 的精神状态安定了很多，没有很兴奋的样子，但也没有很消沉的样子。她沉默地开始制作沙盘。

治疗师开始冥想，状态良好，没有再感到任何不适，很快就进入到了半睡半醒的深度冥想之中，最后忘记了自己身在何处。沙盘制作耗时 15 分钟（图 6-35）。

沙盘中的沙子全部被堆到了中央，形成了一座高高的山丘。山丘上全都是绿色植物。中央是一个红到耀眼的大邮筒。这是中心化现象。

小 F 没有马上就走，而是站在沙盘旁边看着自己的作品说："一开始我特别犹豫，不知道要摆什么才好。但摸了一会儿沙子以后手就自然而然地动了起来，不用刻意去想也知道该怎么去做了。"

小 F 的母亲进来以后说："她最近好久没有再发生过以前的症状的了，情绪

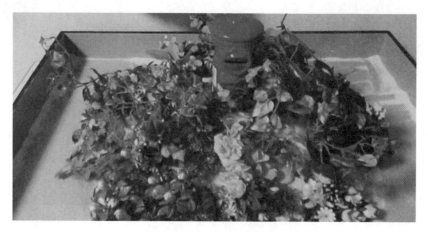

图 6-35　小 F 第六部作品

也变得好了很多，只是偶尔还会头痛。"小 F 也没有生气反驳，而是补充了一句："可能是因为我最近胡思乱想少了吧。"

后来的邮件中小 F 也写到了这段时间的事情。她说，自己一直觉得自己必须"像个高中生的样子"才可以。她认为：自己必须漂亮，必须时尚，必须人缘好，必须活得非常闪耀。一旦做不到这些，或者事情的发展不如自己的预期，就会产生极大的挫败感，会觉得自己一无是处，人生完全是失败的，很绝望。后来有一天她突然就意识到了，其实并不是必须活成那种理想的样子才行，自己一直都太执着了。意识到这点以后，整个人就轻松了很多。

第 13 次治疗（次年 6 月）

小 F 看上去状态很稳定，照例不声不响地开始制作沙盘。

治疗师的冥想状态也很好。在半睡半醒之间，听到了背后拨弄沙子的声音，还有窗外夏夜的蛙声与虫鸣，能闻到茂密的树叶带来的夏天的味道，淡淡的，很清新。

沙盘制作耗时 15 分钟（图 6-36）。

绿色充满了整个沙盘，一个穿礼裙的公主站在无尽的绿植之中，没有通路。

治疗师问了她一句："最近感觉怎么样？"她简单地回答了一句："还不错。"没有多说的意思，直接出门了。

片刻后，小 F 的母亲走了进来。她的气色看上去比原来好了很多，脸上也带着喜色："这孩子最近突然说要去读大学，还想在大学学心理学专业。之前在学

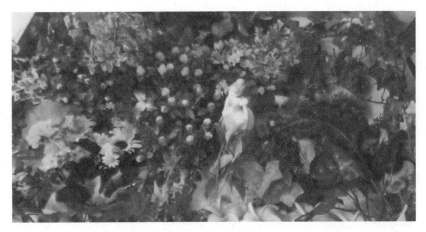

图 6-36　小 F 第七部作品

习上都没怎么上过心，我们也没怎么指望了，但她这次说了以后自己查了很多资料，还报了辅导班，真的开始努力学习了。"

　　小 F 没有生气，反而显得有些不好意思："反正最近也没再像以前那样发作过，头也不怎么疼了，总得开始为以后做一些打算了。"

　　后来她在邮件中写到，这段时期她与友人之间的关系得以缓和。虽然没有回归到前期那样亲密过度的程度，但在保持一定距离的前提下恢复了友好的关系，她的情绪也稳定了下来。

　　治疗开始至今约 6 个月，小 F 打破了自身的思想矛盾，她的症状有了大幅度好转，并且有了明确的生活目标。虽然因为她配合程度不高，只能采取这种不完全的治疗方式，导致进程比一般案例要慢一些，但最终还是取得了可喜的进展。现在，治疗师对她充满了信心。

第 19 次治疗（次年 9 月）

　　小 F 第一次穿着校服之外的衣服来了咨询室。她一进门就主动与治疗师打招呼，还露出了很灿烂的笑容："我考上了哦，成功被目标大学的提前批次录取了！"她很开心地与治疗师分享喜悦。

　　治疗师是真的吃了一惊。因为她的第一志愿大学是一所比较有名的学校，分数线也绝不算低。她从说要努力考学到现在不过才 3 个月的时间，居然就能够被顺利录取，实在是非常厉害。

　　冥想很顺利。沙盘制作耗时 10 分钟（图 6-37）。

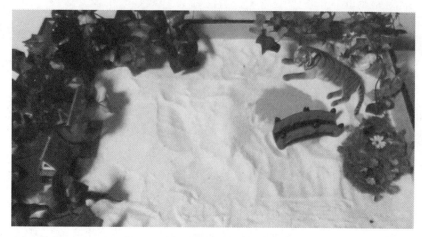

图 6-37 小 F 第八部作品"憧憬未来"

沙盘上有了大片的空白，左侧是绿色环绕中的一间神社，右侧是一片架着红色桥梁的水池，旁边盘卧着一只老虎。治疗师在空白处感受到的并不是荒芜，而是未知的可能性。

小 F 做完以后主动说道："我想给这次的作品起个名字，就叫'憧憬未来'吧。"

的确，即将开始的大学生活对她来说完全是未知的世界。但这片未知中既有不安，更有希望。

小 F 的母亲也进来表示了感谢。她现在的精神状态也已经相当饱满了。

第 20 次治疗（次年 10 月）

这是小 F 最后一次治疗。这一次她是自己前来的，穿着颜色明快的黄色衬衫，一身休闲的打扮。

进了咨询室之后，她并没有直接开始制作沙盘，而是走到椅子这边坐下了。治疗师有些惊讶，更多的是感到惊奇。这还是她第一次表现出如此友善的态度。

小 F 说："说起来，我已经有很多个月没有发作过了，头也不疼了，药早就不吃了。其实，一直以来都挺感谢您的，但就是不知道怎么说才好，也感觉自己原来的做法太孩子气了。"她不好意思地笑笑说："我不是提前批次就被录取了吗，然后现在就没什么事情了，学校那边也不怎么用去了。其他同学大多都还在努力准备考学呢，我却这么悠闲，感觉真是很奇妙。我从图书馆借了不少关于心理学方面的书，正在自己学习。经过了这半年的治疗，我感觉自己的心理产生了不小的变化，也对心理学开始感兴趣了，很想深入地了解一下，究竟为什么简单的玩一玩就能够有这样的效果，这背后的原理又是什么。"

她说了不少近况。尤其是最近的两三周，她的生活发生了很大的变化。"在朋友们有空的时候，我们还是会一起去游乐园玩。虽然曾经发生过很多不愉快，但有些东西也是激烈地争吵过以后才能明白的。可能这就是成长吧。对了，我现在开始打工了，就在离家不远的便利店。要记的东西很多，忙起来的时候也是真的很累人，但感觉还是挺开心的。"

治疗师感到她已经可以自己走下去了，就与她商议了一下结束治疗的事情。她很爽快地同意了，然后开始了最后一次沙盘制作。

冥想很顺利。沙盘制作耗时 15 分钟（图 6-38）。

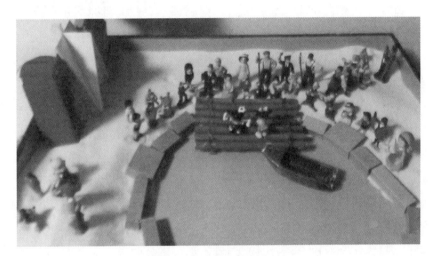

图 6-38　小 F 第九部作品"起航"

沙盘中间很大一块区域被小木块围出了一片"海洋"。"码头"上停靠着一条小船，很多人物与卡通形象站在周围，在给码头上的米老鼠送行。

小 F 说："这次作品的名字叫'起航'。"

治疗师看着那片宽阔的蓝色，感到她正要向新的世界出发。

治疗到此结束。后来治疗师与小 F 通过邮件，她补充了一些曾经的经历，并说了一些大学生活，一切都很顺利。

【案例总结】

此案例历时 11 个月。其间每两周进行一次治疗，治疗频率稳定，但因来访者的配合问题，采用了每次仅在沙盘制作时由治疗师简单进行冥想，然后从其母亲处问得情况便直接结束的设置进行治疗，每次进行时间为 15 ~ 20 分钟。

初诊时该来访者具有偏头痛、对家庭成员施加暴力、部分记忆缺失等解离性障碍相关症状，且配合态度不佳，来访时几乎一言不发，与母亲关系紧张，也无法按时上学。第二年10月治疗结束时，她的症状基本消失，与家人、友人关系缓和，并考取了理想中的大学。

前3次治疗中，治疗师难以进入理想的冥想状态，应与准备时间过短有关。随着治疗的继续，来访者的症状有一定程度减轻，但进展比较缓慢。第5次治疗时，她与母亲和友人的关系开始缓和，记忆缺失等解离症状未再出现。第8次治疗时，她与友人发生冲突，精神状态变差，情绪低落，但未再出现以往的发作。第10次治疗时状态好转，沙盘出现中心化现象，她的思想矛盾被打破。第13次治疗时，她产生了想要努力考学，大学选择心理学专业的目标，并开始了实际行动，与友人之间的关系再度缓和。第19次治疗时，她成功被第一志愿大学的提前批次录取。在第20次治疗时，该来访者较为顽固的偏头痛症状基本消失，也能够与治疗师自然地进行交流了。

像此案例中这样防备心较强、配合态度不佳的来访者，通常的心理治疗的工作较为困难。冥想沙盘疗法则提供了另一种可能性，仅需要最低程度的配合，通过类似于"游戏"的沙盘制作，以及治疗师和家属对她的包容和心理支持，就可以在来访者没有交谈意愿的情况下也取得一定程度的治疗效果。实践证明，这种方式虽见效相对较慢，但依旧能够激发出来访者的生的欲望，打破其思想矛盾和精神交互作用。

对于一时无法全面配合治疗的来访者，不可过高要求，应考虑暂时不以直接消除症状为治疗目标，灵活地掌握治疗设置，最低限度地利用沙盘及冥想令其适应，其后逐步引导和鼓励其走向正常的生活轨道。只是，此次的来访者为可塑性较强的青少年，在很大程度上可仅凭冥想沙盘的治疗取得长久的效果。但来访者为成年人的情况下，大多仍需要辅以一段时间的森田日记指导，这样才能令生活方式产生变化，带来更为长久的改变。治疗师可以采取前期冥想沙盘疗法，后期门诊森田疗法的方式进行治疗。

参 考 文 献

[1] Jung C G. 荣格文集（第5卷）：原型与集体无意识. 徐德林，译. 北京：国际文化出版公司，2011：3-45.

[2] Kalff D M. 沙游在心理治疗中的作用. 高璇，译. 北京：中国轻工业出版社，2015：18-34.

[3] 李耳. 道德经. 北京：人民文学出版社，2005：24-225.

[4] 李江波. 森田心理疗法解析. 北京：北京大学医学出版社，2019：1-292.

[5] 李江波，刘培培，戎伟，等. 中文版神经症被束缚自评量表信度、效度. 中国健康心理学杂志，2016，24（6）：897-900.

[6] 林崇德. 心理学大辞典. 上海：上海教育出版社，2003：530-554.

[7] 森田正马. 神经症的实质与治疗. 臧修智，译. 北京：人民卫生出版社，1992：48-74.

[8] 骈宇骞，王建宇，牟虹，等译注. 孙子兵法 孙膑兵法. 北京：中华书局，2006：16-22.

[9] 中村敬，施旺红，李江波，等. 抑郁症的森田疗法. 西安：第四军医大学出版社，2015：1-184.

[10] 杨柳桥. 庄子译诂. 上海：上海古籍出版社，1991：3-142.

[11] 河合隼雄. 箱庭療法入門. 東京：誠信書房，1969：3-54.

[12] 河合隼雄. カウンセリングの実際問題. 東京：誠信書房，1970：2-112.

[13] 河合隼雄. 心理療法序説. 東京：岩波書店. 1992：8-29.

[14] 河合隼雄，山中康裕. 箱庭療法研究2. 東京：誠信書房. 1985：3-11.

[15] 北西憲二，実践森田療法. 東京：講談社，1998：19-112.

[16] 北西憲二，藍沢鎮雄，丸山晋，等. 森田神経質基準にめぐって. 日本森田療法学会雑誌，1995，6（1）：15-24.

[17] 李江波，黄挙坤，久保田幹子，等. 神経症とらわれの精神病理に関する検討. 日本森田療法学会雑誌，2001，12（2）：137-142.

[18] 李江波，黄挙坤，中村敬，等. 森田療法と他の精神療法との共通面に関する検討. 日本森田療法学会雑誌，2000，11（2）：315-319.

[19] 李江波，塩路理恵子，中村敬，等. 治療に対して抵抗の強い神経症性障

　　　　害患者のとらわれを打破する工夫. 日本森田療法雑誌, 2014, 25 (2)：
　　　　151-157.

[20] 森田正馬. 生の欲望. 東京：白揚社，1974：15-269.

[21] 森田正馬. 新版神経質問答. 東京：白揚社．2012：17-256.

[22] 中村敬. 不安障害. 東京：星和書店，2007：267-307.

[23] 大住誠. 新瞑想箱庭療法. 東京：誠信書房，2016：1-192.

[24] 大住誠. うつは、治る努力をやめれば治る. 京都：法蔵館，2015：15-279.

[25] 大住誠. ユング派カウンセリング入門. 東京：筑摩新書，2003：11-210.

[26] 織田尚生，大住誠. 現代箱庭療法. 東京：誠信書房，2008：15-50.